U0231760

你不是病人

来自癌症哲学门诊的处方笺

がん哲学外来で処方箋を

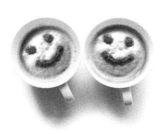

〔日〕樋野兴夫 编著

颜 燕 编译

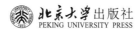

北京大学出版社

PEKING UNIVERSITY PRESS

著作权合同登记号 图字：07-2017-5370
图书在版编目（CIP）数据

你不是病人：来自癌症哲学门诊的处方笺 / （日）樋野兴夫编著，
颜燕编译. —北京：北京大学出版社，2017.11
ISBN 978-7-301-28818-4
Ⅰ.①你… Ⅱ.①樋… ②颜… Ⅲ.①癌—诊疗 Ⅳ.①R73
中国版本图书馆 CIP 数据核字（2017）第 237479 号

がん哲学外来で処方箋を　カフエと出会つた２４人©樋野興夫 2016
The Japanese edition is originally published by The Board of Publications, The United
Church of Christ in Japan. The translation is published by arrangement with The Board
of Publications, The United Church of Christ in Japan. The original title of the work がん哲学外来で処方箋を　カフエと出会つた２４人. All rights reserved. No reproduction and distribution without permission.

书　　　名	你不是病人：来自癌症哲学门诊的处方笺 NI BU SHI BINGREN
著作责任者	〔日〕樋野兴夫 编著　颜　燕 编译
责 任 编 辑	郝小楠
标 准 书 号	ISBN 978-7-301-28818-4
出 版 发 行	北京大学出版社
地　　　址	北京市海淀区成府路 205 号　100871
网　　　址	http://www.pup.cn　新浪微博:@北京大学出版社
电 子 信 箱	em@pup.cn　QQ:552063295
电　　　话	邮购部 62752015　发行部 62750672　编辑部 62752926
印 刷 者	北京宏伟双华印刷有限公司
经 销 者	新华书店
	880 毫米 × 1230 毫米　A5　6.75 印张　90 千字
	2017 年 11 月第 1 版　2017 年 11 月第 1 次印刷
定　　　价	29.00 元

中文版序

人的成长是一个"非连续的连续"过程。就像每迈上一个新的台阶，感到好像突然长高了一样，人在这时体会到真正的成长。成长的契机需要自己去创造。就像《你不是病人》书中的患者们，他们来到癌症哲学门诊·医疗沙龙，主动接触他人，自己去创造感受成长的机会。

前段时间我受邀访问波士顿，在布莱根妇女医院（Brigham and Women's Hospital）为纪念已故恩师阿尔弗雷德·克努森博士（Alfred G. Knudson, Jr.）[1]做了有关遗传性癌症与环境致癌方面的演讲。我的一个女儿住在波士顿，妻子为帮助她们夫妇照顾刚出生的孩子也暂时住在那里。另一个在密歇根州生活的女儿也特地赶来。演讲会之前，全家人一起去了水族馆，一起吃晚餐，一起度过了一段快乐的时光。看到妻子、女儿、女儿的孩子们脸上天真的笑容，和满怀爱意地全身心去做一件件小事的态度，我也感到心灵倍受抚慰。这次波士顿之行成为我终身难忘的美好回忆。

在去波士顿的飞机中，我看了一部电影《美女与野兽》。女主角贝尔也是这样怀着单纯的喜悦，在小事中注入大爱。在回程的飞机上，我又观看了一部动画片《冰雪奇缘》。这两部影片的主人公都各自经历了种种苦难。通过这两部电影，我深切感受到所谓迎来"人生转机"的真谛——是"历经苦难→执着忍耐→磨炼品格→点燃希望"的过程。需要的是每天坚实的努力与点滴的感悟。

在日本也曾举办过面向市民的"癌症哲学门诊——阿尔卑斯山的少女海蒂与自我的形成"研讨会。《海蒂》[2] 是一部儿童文学作品，由于被成功地改编为动画片，在日本家喻户晓。少女海蒂天真无邪，她的淳朴善良使孤僻冷漠的爷爷开始感受到人间的温暖，也使常年与轮椅为伴的富家小姐克拉拉重燃对生活的希望，鼓起勇气试着独立行走。作者约翰娜·施皮里尊敬歌德，并模仿他写成了这部带有自我成长教育意义的儿童文学作品。促进自我的成长、自我的形成也正是开展癌症哲学门诊的出发点。

《你不是病人》由北京大学出版社推出中文版，是人生一大幸事。借此机会表达我诚挚的谢意。

樋野兴夫

2017 年 9 月

你 / 不 / 是 / 病 / 人

译注:

[1]   阿尔弗雷德·克努森博士（Alfred G. Knudson, Jr.）为肿瘤遗传学者。通过对儿童视网膜母细胞瘤发病率的分析，于1971年提出"二次打击"学说（Two Hit Hypothesis），被誉为"肿瘤遗传学领域的孟德尔"。曾获"拉斯科临床医学奖"（Albert Lasker Award for Clinical Medical Research）及"京都奖"（Kyoto Prize）。

[2]   《海蒂》是瑞士作家约翰娜·施皮里（Johanna Spyri）的一部儿童文学作品，讲述了自幼失去双亲的小女孩海蒂，被领养她的姨妈送到阿尔卑斯山深山中独居的爷爷家，后又被带到法兰克福陪伴一位从小坐轮椅生活的富家小姐克拉拉，因思念阿尔卑斯山、思念爷爷和朋友得了梦游症后，最终得以重返阿尔卑斯山的故事。少女海蒂天真无邪，孤僻冷漠的爷爷受到海蒂的感染，开始感受到人间的温暖。她也与牧羊少年彼得结下深厚友谊，一起在山中奔跑，一起唱歌。常年坐轮椅的克拉拉也在来阿尔卑斯山中看望海蒂时，在海蒂和爷爷的支持下，开始练习独立行走。

前言

"我得了癌症，在家里，在社会，还有我的位置吗？我该怎么活下去？"

"我可能很快就要离开这个世界了，我这辈子过得有什么意义吗？"

在癌症哲学门诊，我常听到患者这样自问。

"癌症哲学"是一个自创的名词，是我将病理学者吉田富三[1]的癌症生物学，内村鉴三[2]、南原繁[3]、新渡户稻造[4]、矢内原忠雄[5]等思想家的哲学思想结合起来创造的一个词汇。基于这个概念，我创办了癌症哲学门诊，希望帮助患者接纳癌症，有尊严地生活（有关癌症哲学门诊的概念，将在本书第二章中进一步阐述）。

癌症哲学门诊于 2008 年创立于顺天堂大学[6] 医学部附属医院。该院于 2005 年开设了专门针对因石棉而导致的间皮瘤[7] 门诊。由于使用了我参与开发的生物标志物进行诊断，我也因此参与了门诊的开设和实践。作为一名病理医生，我的本职是科学研究，本不面对患者。但这次参与间皮瘤门诊，使我第一次有机会聆听患者的心声，了解到现行医疗体制与患者心理护理需求之间的距离，并由此决定创办癌症哲学门诊。

按原计划，该门诊只试验性地在顺天堂医院开设 5 天，但期满后仍有 80 余名患者及家属的预约。为了回应患者的强烈需求，我将此门诊从医院内转移到医院所在地——东京御茶水地区的咖啡厅，并在那里进行免费咨询。该门诊的运营机构于 2009 年取得了非营利组织（NPO）法人资格，并于 2013 年取得了一般社团法人资格。现在癌症哲学门诊主要包括两部分：我（或其他志愿医生）与患者进行对谈的门诊，以及由志愿者负责运营的供患者之间相互交流的医疗沙龙。如今癌症哲学门诊·医疗沙龙已经在日本全国 120 多个场所展开，反映了时代对此类社会服务的强烈需求。

为什么癌症哲学门诊能得到如此广泛的推广？我认为是因为它致力于弥合癌症患者的精神需求与现行医疗体制偏重疾病治疗之间的隔阂。随着人口的老龄化，日本已经进入每 2 人中就有 1 人一生中可能患癌的时代。[8] 同时随着医疗技术的不断发展，以及其他疾病治愈率的提高，因癌症而死亡的比率也相对不断提高。目前在日本每 3.5 位死亡者之中就有超过 1 位是因癌症而去世。[9] 在繁忙的医疗现场，能为患者解释病情、介绍治疗方案已属不易，很难再满足患者的精神需求。患者的痛苦不仅限于罹患癌症，更是所面对的生活本身。患癌给生活的方方面面都带来重大影响，包括亲友关系、工作方式等，而癌症患者需要在生活发生剧变的情况下与癌症共生。也正因如此，他们强烈需要与身边的人保持情感联系，使自己有尊严地生活下去。

与一般的咨询应答方式不同，在门诊中我采取了对话型的交谈方式。患者渴望一位能陪伴在自己身旁、从第三方的角度对治疗提供冷静建议的人，他们同时也希望能有一个地方带给自己心灵的慰藉。单方向的诊断或聆听无法满足他们的需求。癌症哲学门诊·医疗沙龙正是通过对话的形式回应了患者的心理需求。

当然对话并不是随意的聊天，重要的是让患者能通过对话感受到生活的希望。患者是主体，癌症哲学门诊提供的只是哲理的处方。如《圣经·旧约》中的"心中欢畅的常享丰筵"。[10]人需要一些这样的哲理作为人生准则。患癌如同走上一条荆棘之路。即使如此，若能在每天的生活中心怀一份愉悦，患者便可拥有自尊、怀有希望地生活下去。

【得病，但不是病人】

每个人都可能在人生的某个阶段思考并意识到，自己的人生在冥冥之中是被祝福、被期待的。这种思考会将人引向对责任和使命感的自我觉醒。患者选择来癌症哲学门诊，也正体现了他们这种主体意识的觉醒。

　　来癌症哲学门诊的人不仅有患者，还有家属、医护人员，甚至就是对人生感到疲倦的人。这个门诊是通过癌症对人生进行哲学性思考的地方，为各种各样的人提供交流的场所。

　　癌症是一类什么样的疾病？该如何对待？又该如何面对死亡？如果家人或朋友患病，我能做些什么？这些问题是我们每个人一生中都会遇到的。在我们身边会有患病的亲友，我们自己现在即使健康，有一天也将面对死亡。从这个意义上说，本书所关注的对癌症患者的精神呵护与所有人都有关联。[11]

　　为方便读者加深对癌症的理解，本书在此中文版出版之际，特增设第一章，从病理学的角度解释"癌症是一类什么样的疾病"，"为什么早期诊断早期治疗至关重要"，"如何看待癌症的预期生存时间"等问题。第二章将介绍癌症哲学门诊的概念，以及我创办该门诊的初衷和理念。在第三章中您将读到一些参加过癌症哲学门诊的患者的心声。

你/不/是/病/人

　　患癌是思考人生的契机。经历癌症这一重症，患者会深刻体会到"死"近在咫尺，但同时如镜像般呈现出的是"生"。患者作为一个"人"如何生活下去是一个广博的主题。他们面临着各种各样的烦恼和对死亡的恐惧。癌症哲学门诊的最终目标是构建一个"得病，但不是病人"的社会环境，使患者作为社会成员仍能有尊严、不孤立、有价值地去生活。也期待读者阅读此书后，能获得一些共同创造这种社会环境的启示。

　　　　　　　　　　　　　　　　　　　　　　樋野兴夫

　　　　　　　　　　　　　　　　　　　　　　2017 年 6 月

X _

译注

[1]　吉田富三（1903—1973），日本癌症病理研究的先驱，使用化学物质在老鼠身上首次人为地制造了肝脏肿瘤。

[2]　内村鉴三（1861—1930），日本基督教思想家、无教会主义的倡导者。以英文著作《具有代表性的日本人》（*Representative Men of Japan*），向西方介绍日本的传统文化。

[3]　南原繁（1889—1974），日本政治学者，战后东京大学首任校长，著有《国家与宗教》等。

[4]　新渡户稻造（1862—1933），日本农学家、教育家、国际联盟首任副事务长，以英文著作《武士道》（*Bushido*），向西方介绍日本文化和传统。

[5]　矢内原忠雄（1893—1961），日本经济学家，第二次世界大战期间旗帜鲜明地反战，战后在担任东京大学校长期间坚持学校自治与学术自由。

[6]　顺天堂大学，前身为设立于 1838 年的"和田塾"，旨在学习和研究西方医学。1843 年改名为顺天堂。1873 年开设顺天堂医院，至今已有 170 多年历史，为日本研究西医、开展临床医疗的先驱。顺天堂大学现拥有 6 家附属医院，本书中的附属医院均指位于东京御茶水的"顺天堂大学医学部附属顺天

堂医院"（简称"顺天堂医院"）。

[7] 间皮瘤有两种：胸膜间皮瘤与腹膜间皮瘤。胸膜间皮瘤是胸膜原发肿瘤，有局限型（多为良性）和弥漫型（都是恶性）之分，大部分恶性胸膜间皮瘤的发生被认为与接触石棉有关。

[8] 癌症的发生、发展机制复杂，但普遍认为与人体免疫力的强弱有关。随着年龄的增长，人体的免疫力开始下降，癌症的发生概率开始上升。由于日本社会老龄化严重，癌症患病率升高。

[9] 日本厚生劳动省（相当于我国的人力资源和社会保障部）2016年推算（http://www.mhlw.go.jp/toukei/saikin/hw/jinkou/suikei15/dl/2015suikei.pdf）。

[10] 引自《圣经·箴言》15：15。

[11] 该段根据作者著书《致与癌症共同生活的人》（がんと暮らす人のために，主妇の友社，2012 年）第 9—10 页编译。

目 录

你/不/是/病/人

你 / 不 / 是 / 病 / 人

我是一名从事癌症病理研究的病理医生。癌症病理研究一般不为社会所知，也许很多读者不太清楚这是一种什么样的工作。病理学，顾名思义，是研究疾病机理的一门学科，通过研究疾病的发生原因、发病机制、病理变化以及结果，为疾病的诊断、治疗、预防提供必要的理论基础和实践依据。提起医生，一般联想起的是在医院为患者诊断、治疗的医生，即"临床医生"。其实还有另外一类，也就是像我这样的"病理医生"。在癌症医疗领域，简单地说，临床医生从事癌症的诊断以及治疗，而病理医生从事癌症形成以及发展过程的机理研究。也有部分病理医生协助临床医生诊断病情。当患者做活检或肿瘤摘除手术时，取出的细胞组织通常会被送到病理科，病理医生会在显微镜下观察细胞，做进一步的确诊。

自从进入癌症研究会（1908 年创立，日本最早的癌症专门研究机构）开始病理研究以来，我常年在显微镜下观察癌细胞。对于癌症患者及家属来说，癌细胞是让人憎恨的对象；对于非癌症患者来说，可能也会对癌细胞充满恐惧。如有些患者所描述的，癌细胞是我们的敌人。但只有了解这个敌人，我们才能最终战胜它（或找到与之共生的方法）。进入敌人内部，收集它的各种细微的信息，才能掌握它的全貌。这就是在显微镜下观察癌细胞的病理医生的工作。

 癌症是一类什么样的疾病？能够避免吗？

癌细胞到底是怎么来的？简单来说，正常细胞"癌变"

之后就形成了癌细胞。那什么是"癌变"呢？事实上癌变病理机制的奥秘还没有被完全揭开。以目前的科学研究而言，癌变可以被认为是细胞在分裂过程中的基因突变。这里重要的是，癌细胞是由正常细胞转化而来这一现象。癌细胞不是由外部侵入人体的。也可以说，没有正常细胞的地方也就没有癌细胞。疾病中有一类是由外部的细菌或病毒侵入人体内部所产生的，如流感和艾滋病；癌症则完全不同，癌症是"内源性"疾病。

癌细胞是正常细胞进行分裂增殖时由于脱氧核糖核酸（DNA）受损而形成的。人体的各种器官组织是由体细胞[2]构成的，其直径大小不一，平均约为7—20微米。体细胞由细胞膜包裹，中心部的细胞核内有染色体[3]。人体的染色体由23对46条组成，每一条染色体上都含有遗传基因。构成遗传基因的DNA呈双螺旋结构。在细胞进行分裂增殖时，染色体被复制，而复制错误也会以大约千万分之一的概率发生。千万分之一听上去是个几乎可以忽略不计的低概率，但如果考虑到每个细胞中含有30亿个碱基对，那么每个细胞的每一次分裂都有可能造成 300 处的复制错误。人体是由大约 60 万亿个细胞构成的，每天都有一定比例的细胞会分裂增殖。那每天会有多少染色体复制错误？这个数字庞大到可能会超出常人的想象。

从病理角度讲，没有分裂能力的细胞，不论如何对其进行刺激也不会癌变。容易引起癌变的程度与细胞分裂的活跃程度和总量有关。细胞分裂活跃的胃部以及大肠的黏膜便容易发生癌变。脑部以及心脏拥有数量众多的分裂不超过两次的细胞，发生癌变的概率便较低（但脑部与心脏内拥有能进行分裂的干细胞 [4]）。正常情况下不太进行分裂的肝细胞，发生肝炎时由于病毒的侵害会导致细胞的坏死，细胞进行再生时会发生细胞分裂，此时便可能产生细胞的癌变。从理论上讲，身体的各个器官都有可能得癌症。

细胞通常是有寿命的，在所设定的分裂次数完成之后细胞会自然凋亡，为新的细胞让出生存位置，也以此维持身体整体的正常运行。但癌细胞具有长生的特质，有些在特定条件下甚至是永生的。最有名的海拉（Hela）癌细胞系，是 1951 年从一位因宫颈癌去世的美国女性海瑞塔·拉克斯（Henrietta Lacks）的肿瘤中取出的组织样本。作为研究材料，海拉细胞系现在仍存活于世界各国的研究机构中。

另外，人体正常的体温平均为 37 度左右，是容易引起 DNA 发生损伤的温度。有研究表明，温度过高或过低都会使细胞癌变的可能性降低，但人体正常的生命活动也将难以维持。从某种意义上说，人只要活着，细胞的癌变就不可避免。也可以说，生命活动的本身就是一条癌变之路。

细胞分裂这一生物体最基本的生命活动，同时也会带来细胞的癌变。这样的命运其实不需悲观，癌症是身体内的产物，可以看作生命现象的一个侧面。

癌症是如何诊断的？

活检取样的细胞组织到底是不是癌？病理医生是靠在

显微镜下观察细胞组织切片来判断的。可能有读者会问："不是靠基因检测吗？"基因检测是近十年来在临床上开始实施的新技术，多数情况下是在基本确诊为癌症之后利用遗传基因检测技术来确定癌症的具体特征（如确定患者携带哪些特定基因，以便针对特定基因选择靶向药物或其他医疗手段）。还有读者可能会联想到早期癌症筛选时进行的液体活检，或许会问："不是有肿瘤标志物检测吗？"这类液体活检的对象大多并不是癌细胞本身，而是检测如果患有癌症，癌细胞可能会在体内（如血液中）排出的某些物质（如蛋白质），或是坏死脱落的癌细胞断片。例如间皮瘤的标志物，如果患有间皮瘤，由间皮细胞（包括癌变细胞）产生的 ERC 蛋白质的量就会增加。这只是一种初检的手段，脏器的癌症通常需要在可疑部位或在手术中采取活体细胞组织做进一步的病理检查。我所在的病理检查室每天不断有细胞组织被送来检查。

癌细胞是什么样子的？也许有读者以为会像棋子那样，白色的正常细胞整齐地排列着，中间夹杂一些黑色的癌细胞。不是这样。如果一定要形容，那癌细胞不是白色的也不是黑色的，而是微妙的灰色，不仔细看可能看不出和旁边正常细胞的区别。正常细胞和癌细胞是一种连续的存在。癌细胞是由正常细胞癌变而来的，这种含糊不清的连续性说来也很正常。

那如何辨别癌细胞呢？是靠观察癌细胞的外观。癌细胞由于 DNA 产生突变，从外形看与正常细胞有所不同，这称为"异型性"。细胞表面可能会有突起，用同一种染色方法，颜色可能会比正常细胞染色更深。例如大肠黏膜细胞的癌变组织。在显微镜下观察管状腺癌，通常看到的是由管状正常细胞、腺瘤性息肉以及癌细胞组成的连续分布的组织。腺瘤性息肉是良性肿瘤，也可以认为是癌前病变，比正常细胞更接近癌细胞，处于"灰色地带"。正常细胞，甚至包括息肉，在显微镜下都可以清楚地看到一个一个的细胞，但癌变的细胞就会发生扭曲融合，出现细胞的异型。癌变的细胞组织看上去和旁边正常的细胞组织融合在一起，即结构的异型。由发生异型性的单个细胞以及由细胞构成的组织，其形态都开始与正常细胞有所区别，发生癌变的组织也无法维持正常黏膜的功能。

但体内也会产生看似不太正常的细胞——细胞再生时发生的异型。例如当手指被划破时，伤口周围的细胞会再生以治愈伤口。此时细胞的增殖能力超过平时，会产生与正常细胞相比不太规整的细胞。愈合时，伤口周围可能会出现一些隆起。当手指恢复到原有的形状时，增殖活动会自动停止，对身体没有伤害。这类再生性的异型细胞会出现在身体的各个部位，有时难以和癌细胞加以区别。病理医生则凭借专业训练和长期积累起来的经验，逐渐养成辨别能力。

 为什么早期诊断早期治疗至关重要？

广义上的癌症包括各种恶性实体瘤以及非实体瘤（血癌等）。这里以恶性实体瘤为例探讨为什么早期诊断早期治疗至关重要。如果肿瘤只有直径 1 厘米左右，大部分情况都属于早期。以现代的医疗技术，切除后接近 100% 可以治愈。发展到 2—3 厘米左右仍有许多类型的癌症可以治愈。为什么 1 厘米的差别如此重要？肿瘤发展到一定的程度之后，便开始拥有自主性，对周围环境的依存度减弱，生存能力则大大增强。尚未拥有自主性的癌变组织对周围环境的依存度大，夺取周围营养的能力有限，增殖能力也有限。如果被发现时仍处于这一阶段，治愈的可能性则较大。

已经成长为直径 1 厘米左右的肿瘤中的癌细胞，与同量的正常细胞相比，拥有明显强大的生命力。1 厘米左右的肿瘤中约有 10 亿个左右的癌细胞。CT[5] 以及 PET[6] 能够辨别的肿瘤直径在 0.5 厘米左右，约含有 1 亿个癌细胞。癌细胞从 1 个分裂增殖直到 1 亿个为止的过程，目前还无法观察到，所以非常早期的诊断十分困难。

癌细胞拥有从原发灶向其他部位移动的能力——癌症的"转移"。转移可以分为种植型转移[7]和血行／淋巴转移两大类。种植型转移指癌细胞像播撒的种子一样扩散。血行／淋巴转移是指癌细胞转移不经其他细胞的介入，而是通过血管或淋巴管扩散。为什么癌细胞会转移？目前的医学研究尚无法解释清楚，也许这是癌细胞为了生存而拥有的不可缺少的能力。

长到一定程度的肿瘤是从什么时候开始转移的？医学界有许多不同的说法，对于具体的时间还没有定论。但有一点研究人员达成了共识：在真正开始转移之前，已经有过相当多次的转移的尝试。最初的尝试多以失败而告终。以血行转移为例：大小仅为 20 微米的癌细胞试图进入血管发生转移，在血液的"激流"中通常难以生存，不断尝试后通常只有大约 0.1% 的幸存者。幸存的癌细胞被"卷入"某处的毛细血管，引起栓塞并开始浸润。随着癌细胞的不断分裂增殖，逐渐获得在血管的激流中生存的能力。同时，随着癌细胞的体积增大，也更容易靠近血管，转移的成功率也越来越高。

癌细胞的转移对人体具有极大的威胁性。不断的转移使许多癌症无法根治，令患者倍感痛苦。如果癌细胞不会发生转移，癌症的治愈率无疑将大大提高。也可以反过来说，在发生转移之前的早期诊断早期治疗至关重要。

如何看待癌症的预期生存时间？

常常听到患者谈起预期生存时间。"医生说我只有一年的时间，现在两年过去了。这到底是怎么回事？"有关是否将病情通知癌症患者本人，日本以前的做法是由医生通知患者家属，再与家属商量决定是否通知本人。从 20世纪 90 年代中期开始，逐渐向通知患者本人的方式过渡，现在几乎 100% 都由医生直接通知本人。如果是无法治愈的晚期癌症患者，医生会告诉患者预期的生存时间。

然而关于这个预期的生存时间，患者可能会有误解。医生所指的只是从统计数据中得出的概率，是对类似病种、类似发展程度的癌症病例的实际数据中推算出来的一个预期值。"预期生存时间一年"指的是一年后仍然生存的可能性较小,并不特指只有一年的生存期。

人有个性,疾病也有个性。没有完全相同的患者,也没有完全相同的癌症。由统计数据推算出来的概率并不确定,只是一个模糊的概念。例如,"70%"听上去好像是个确切的数字。但如果医生说"5 年后的生存率为 70%",患者该如何理解?自己 5 年后是属于 70% 的活着的人群,还是那 30% 即将去世的人群?其实谁也不能确定,包括医生在内。

科学看似否定一切模糊不清的概念,但对不清楚的事情承认不清楚,也是科学的态度。正因为无法给出明确的答案,才使用预期生存时间这一模糊的概念。这与天气预报说有 50% 的降水率是同样的。雨到底会不会下?50% 对 50%,要不要带伞出门,只能由自己决定。如果医生给出的预期生存时间听上去不够明确,就让它模糊不清,这可能是比较理智的态度。

癌症病理研究以及临床治疗的动态

传统的癌症治疗方法主要包括手术、化学疗法和放射疗法，但使用的抗癌药物和放射线通常会将癌细胞与正常细胞一同杀死。为了降低癌症治疗的副作用，科学家们致力于研究只针对癌细胞的药物，避免或减少对正常细胞的损伤，这就是分子靶向治疗。另外，相对于传统治疗方法和靶向治疗，针对改善人体自身免疫系统的免疫疗法已在临床上得到推广。随着基因检测技术的发展，针对不同患者的精准医疗 [8] 将在临床上普及。

癌症研究当前的主要目标是延缓癌组织成长的过程。原本 40 岁可能死亡的癌症患者，通过积极的干预治疗，能够活到 80 岁，如果可能的话，还能够颐养天年。使癌症不再是致死的疾病，正是癌症研究的最终目标。其实有些患者直到去世也不知道自己患有癌症，癌症的症状没有在生前显露。在因其他疾病去世的老年人的尸检中发现，有 20% 患有前列腺癌或甲状腺癌等癌症。特别是在目前引人注目的前列腺癌的研究中，这已是常识性的事实。

对癌细胞的治疗，日本癌症病理研究的先驱吉田富三称之为"细胞的良性化"。我在美国求学时的恩师，被称为癌症遗传学之父的克努森博士称之为"癌细胞的康复"。我的研究是通过对遗传基因的编辑，使癌细胞不再猖獗，或使其自然凋亡。也许有人会问："癌细胞会自然消失吗?"事实上，有一种叫作"儿童神经母细胞瘤 4S 型"[9]的特殊儿童肿瘤的癌细胞，在发生转移后有可能出现自然萎缩的现象。我的研究就是通过基因编辑促使这种自然萎缩现象发生在肾癌和肝癌上。

今后医学研究的重大课题是寿命。即使耳不聋、眼不花、头脑清醒，人在 120 岁之前基本也会死亡，这是人的生理寿命。那寿命能够被延长吗? 有些体内物质随着老化会导致 DNA 的损伤。在全世界的实验室中不断有动物实验表明，引入特定基因会使这些物质转为无害，从而延长动物的寿命。人类的 DNA 随着老化也会受到损伤，如果

能使这些导致损伤的物质无害化，人类的寿命就有可能
得到延长。

　　1900 年人的平均寿命约为 40 岁，2000 年时约为 80 岁，
到 2100 年时会达到 160 岁吗？现在有关人的生理寿命的研
究正在试图突破 120 岁大关。[10] 癌细胞是长生的，有些甚
至是永生的（在实验室条件下）。具有讽刺意味的是，希
望永生的人却被内在的永生的癌细胞杀死。对癌细胞的研
究，常常使我陷入沉思。

 与癌症共生的时代

　　日本一年间的死亡人数约为 130 万（2016 年推算），
其中癌症的死亡人数约为 37 万。[11] 也就是说，每 3.5 位死
亡者之中约有 1 位是因为患癌症而去世的。据推测，日本
有一半人口在一生中有可能患癌。但即使被诊断为癌症，
以现在的医疗技术，已经有超过半数的患者能够治愈。余

下无法治愈的患者，如果能早两三年诊断出，据估算其中约 70% 也能得到治愈。将来癌症将不再是致死的疾病，即使被诊断为癌症，很多患者都会与癌症长期共生。

影响癌症生成的有各种因素，光是遗传性的癌症已经发现的就有约 50 种。50 种听上去很多，但真正发展为临床可观察到的癌症的却很少，从数据上来看，只占整体的 5% 左右。由于饮食等生活习惯，接触致癌物等外部环境因素造成的约 70%，另外 25% 的成因尚不明确。

日本男性患癌最多的是肺癌，其次是胃癌，第三位是大肠癌。女性中第一位则为大肠癌，胃癌在逐年减少，乳腺癌和肺癌却在逐年递增。生活方式，特别是饮食习惯的变化对患癌的影响显著。曾经有调查研究比较住在日本的日本人、移民夏威夷的日本人和生长在美国的日本人，结果表明易患癌症的种类有较为明显的区别。在美国本土生长的日本人患大肠癌和乳腺癌的比例有所增加。随着日本人饮食习惯的西化，大肠癌和乳腺癌的比例预计会进一步增加。这类调查结果表明，癌症的发生、发展和患者的生活方式密切相关。也可以说，如果合理调节生活方式，就能在一定程度上控制癌症的发生、发展。

癌症是"内源性"疾病，其产生基于人体细胞的基因突变，成因深受物理因素、化学因素、病毒以及遗传等方面的影响，其发展也与人体自身免疫系统机能的下降有关。随着社会的老龄化，癌症患者将越来越多。当癌症已变成一种常见病、慢性病，对癌症的理解会直接影响到人们对生活方式的选择和价值判断。对疾病的了解，可以使人们消除对它的恐惧，从而正确地对待它。我相信加深对癌症的理解并把正确的知识传播出去，关乎社会整体思维方式的变革，也将促使患者及家人理性地接受癌症，并与癌症共生。

译注

[1] 本章节根据以下樋野教授的著作编译：

　　《致与癌症共同生活的人》（がんと暮らす人のために，主
　　婦の友社，2012 年） 第 37—38、45、108—110、114—115、
　　120—121、161 页。

　　《欢迎来到癌症哲学门诊》（がん哲学外来へようこそ，新
　　潮新書，2016 年） 第 135—136、138—141、143—145 页。

　　《癌症哲学》（がん哲学，EDITEX，2011 年） 第 13—14、
　　28—29、53、59 页。

　　《因使命而生》（使命を生きるということ，青海社，2012 年）
　　第 174 页。

[2] 人体最基本的单位为细胞。人体由体细胞和生殖细胞构成。

[3] 染色体是指细胞在分裂过程中的特殊阶段，由染色质缩聚
　　而成的棒状结构。染色质是指细胞分裂间期细胞核内由
　　DNA、组蛋白和非组蛋白及少量 RNA（核糖核酸，由碱基
　　A·G·C·U 构成）组成的线性复合结构，是分裂间期细胞
　　遗传物质的存在形式。

[4] 干细胞是一类具有自我复制能力的多潜能细胞。在一定条
　　件下，它可以分化成多种功能细胞。根据干细胞所处的发

育阶段分为胚胎干细胞和成体干细胞。根据干细胞的发育潜能分为全能干细胞、多能干细胞和单能干细胞（专能干细胞）。

[5]　CT（Computed Tomography），即电子计算机断层成像。根据人体不同组织对放射线（一般为 X 射线）的吸收与透过率的不同，用高灵敏度仪器对人体进行放射线照射，并将所获取的数据输入计算机进行成像处理，显示被检查部位的断面或立体图像。

[6]　PET（Positron Emission Tomography），即正电子发射计算机断层成像。它是将代谢物质葡萄糖等与发出放射线的放射线同位素相结合制成药剂注射到受检人体内作为显像剂，通过病灶对显像剂的摄取程度来反映其代谢变化，从而为临床提供疾病的生物代谢信息。由于恶性肿瘤增殖迅速，葡萄糖消耗量大，放射性药剂的聚集较多，故能为癌症诊断提供影像依据。

[7]　种植型转移是指肿瘤细胞在体腔的黏膜、浆膜或其他处转移生成的一种形式。

[8]　精准医疗（Precision Medicine），根据美国国立卫生研究院（NIH）的定义，是一种将个人基因、环境与生活习惯差异

考虑在内的疾病预防与处置的新兴方法，是以个性化医疗为
基础，随着基因组测序技术的快速进步以及生物信息与大数
据交叉应用而发展起来的新型医学概念与医疗模式。

[9] 儿童神经母细胞瘤（Neuroblastoma, NB），从原始神经鞘细胞
演化而来，交感神经链、肾上腺髓质是最常见的原发部位。
不同年龄、肿瘤发生部位及不同的组织分化程度使其生物特
性及临床表现有很大的异质性。其中，部分 4S 期患者的癌
细胞在发生转移后会自然消亡。

[10] 美国解剖学者 Leonard Hayflick 曾于 20 世纪 60 年代提出 120
岁学说：人体细胞约每 2.4 年更新一代，经实验发现，人体
细胞在特定条件下平均可培养 50 代。据此，人的生理寿命
可推算为 $2.4 \times 50 = 120$（岁）。

[11] 日本厚生劳动省数据（http://www.mhlw.go.jp/toukei/saikin/
hw/jinkou/suikei15/dl/2015suikei.pdf）。

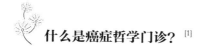

什么是癌症哲学门诊？[1]

癌症哲学门诊概念中的"癌症"来自吉田富三（1903—1973）的癌症生物学。作为日本癌症病理研究的先驱，吉田先生强调"微观的癌细胞的发生、发展机理，同样发生在宏观的人间社会"。"哲学"的概念也和学术意义上的哲学不同，指作为人生基准的哲理。那癌症哲学门诊中"门诊"的概念从何而来呢？这里的门诊和医院的门诊概念不同，更接近于来自他人（包括专业医护人员以及广大医疗志愿者）的无条件的关爱和守候，这来自我自幼生长在渔村，得到身边的人无私照顾的体验。

癌症哲学门诊是志愿医护人员与癌症患者及家属对话的场所，大多采取预约制一对一地进行。同时我们也为患者及其家属提供交流场所，即医疗沙龙。目前在日本全国各地有近 120 个场所，每月定期举办若干次门诊及医疗沙龙的活动。

在医疗沙龙中，时间大致设定为一两个小时，由患者、家属以及参与运营的志愿医生、护士和工作人员共同参加。所有参加者分成小组，边喝茶边分享各自的经历与困惑。没有强制性的发言，患者可根据自己的情况保持沉默。如果有患者愿意在公开场合分享自己的经历并听取我（或其他志愿医生）的意见，可以采取公开的问答形式，作为开放式的"门诊"。如果患者希望与我单独见面，可预约面谈。

吉田富三曾经说过这样一段话："无论是电脑时代，还是宇宙时代，人体的构造以及情绪的发生自古以来没有太大的变化。那些超现代的，所谓超意志的人，一旦得病面对死亡的时候，便又回到了远古时代。他们对医生的诉说，注视着医生的眼神，不是超现代的，不是超意志的，而是寂寞的、无助的、哀伤的，和自古以来的人们应该没有什么两样。这时能帮助他们的是在身旁陪伴他们的良医。"这便是癌症哲学门诊的精神。

　　患者的烦恼多种多样，有对治疗的不安、不满，有工作岗位人际关系方面的烦扰，有来自家庭的压力，更有对人生本身的困惑和对死亡的恐惧。在癌症哲学门诊中，我尽量倾听他们的烦恼，也开诚布公地表述自己的看法。

　　虽然患者的癌症种类千差万别，症状也大不相同，但作为病理医生，我对癌症的基本性质有比较明确的了解，因此能够根据每一位患者的情况帮助他们整理包括医疗在内的各方面的信息。其实这也可以看作一个"翻译整理"的过程，帮助患者整理出事情的优先顺序，从患者的角度出发坦诚地提出我的个人见解。值得注意的是，患者的绝大多数问题都是无法解决的，帮助他们"缓解"这些无法解决的问题，是癌症哲学门诊的意义所在。

你 / 不 / 是 / 病 / 人

　　癌症患者通常生活在混乱、不安与绝望之中。他们都希望医生能解决问题，但非常遗憾的是，对于某些种类的癌症、晚期的癌症，医生无法提供"治愈"这一解决方案，或许最多只能提供一些可能性。患者会提出这样那样的问题："为什么偏偏是我？""我还剩多少时间？""从今往后我该怎么办？还能做什么？"这些都是没有明确答案的问题。面对这样的问题，如果专家严肃地列出数据试图说明也没有太大意义。没有明确答案的问题，就算是使用数据、使用专业术语仍然是无解的，只会使患者徒增烦忧。

　　即使是无法解决的问题，仍然有缓解的余地。所谓缓解是指降低所烦恼的事情在生活中的比重。优先顺序靠后了，有些烦恼就不用再纠结了。而面对这些无法解决的问题，患者需要的是"爱"，无条件的爱。

　　对于看似一切都不如意的患者来说，周围所有的窗户似乎都被封死了，令他们感到苦闷窒息。但当我对他们说："即使四面八方都被堵死，头顶总还有一片天空！"这一瞬间，我看到患者深锁的眉头突然舒展。当看到有些患者被治疗拖得疲惫不堪，对生活已毫无热情时，我会对他们说："人到最后，还有如何去死这项重任！"这时他们的嘴角会突然浮现出一丝微笑。这些都是触及生死的语言。当有人坦诚地怀着无条件的爱去谈及这些话题时，束缚患者心灵的重负会变得轻松。这不是帮助患者解决问题，而是缓解问题，促使患者自己获得解放自己的力量。

提到与患者交谈，周围的人，甚至包括家人和朋友，都倾向于同情、安慰患者，这是把患者当作救助的对象。癌症哲学门诊则认为能将患者从不安与混乱中解救出来的只能是患者本人，而门诊能做的是助他们一臂之力。也就是说，患者不是被救助的对象，而是解救自己的主体。

另一件重要的事情是——"笑"。在一个小时的对话中，我尽量语气轻松，开玩笑，使患者能笑出声来，这也是尊重患者作为主体的一种形式。其实就连"癌症哲学门诊"也像是一个玩笑，我为志愿者颁发的"伟大的多管闲事综合征"认定证书也是一个玩笑。但我和其他志愿者把这个看似玩笑的事情当作严肃认真的事业去做，去守护患者。与其说教不如体谅。我经常对参与癌症哲学门诊运营的志愿者说:"不是因为正确才去做,而是用'爱'去为患者提供一个对话交流的场所。"

 从岛根县乡村踏上医师之路

【日本神话的寓意】

从岛根县的出云大社[2]出发经过 8 公里的山路,在美丽的日本海海边有一个小村庄——鹈峠,这里是我的故乡。出云大社是有名的结缘、祈福的神社,也供奉着医神——"大国主命"。712 年编纂的《古事记》[3]中提及了距今约 1 300 年的出云大社,并记录了这样一则有名的故事——因幡之白兔。

传说有只白兔无法从海中小岛返回本土,煞是着急。于是灵机一动对海中的鲨鱼说:"我来帮你们数数你们这一群到底有多少条吧!"白兔让鲨鱼从小岛一路排队排到本土,并从鲨鱼背上一一跳过。眼看就要到达岸边,白兔却忍不住炫耀,告诉了鲨鱼真相。鲨鱼于是大怒,捉住白兔并把它剥了皮。白兔被丢弃在岸边,奄奄一息。很多人都设法救治这只白兔,非但不能治愈,境况反而愈加恶化。这时医神"大国主命"路过,在白兔身上涂满蒲黄粉,白兔终于得救了。

　　这则故事有两点寓意。第一,要想成就大事,一定要守秘到底。白兔在跳过鲨鱼背到达海岸之前说出了自己的

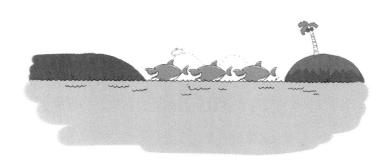

秘密，终被鲨鱼捉住并被剥了皮。对医生来说，重要的是第二点："大国主命"在救治白兔时不问其境遇。"白兔欺骗了鲨鱼，不能救治"这样的观念违背行医的准则。行医应不问患者的境遇，对所有患者一视同仁。对他人苦痛的感同身受是行医的根本。每次回想起故乡，想起这则神话故事，我都警醒自己不忘这一行医的准则。

【邂逅先师的思想】

我的故乡鹈峠与邻村鹭浦地区合称为鹈鹭。鹈峠是个无医村，幼年时一发烧母亲就背着我穿过垭口的隧道去邻村的鹭浦。那时的记忆终生难忘。据母亲说，我从 3 岁起就立志从医。鹈鹭是岛根县西端的渔村，当我出生的时候只有 1 700 多人，没有昔日作为渔港时的繁荣，现在更是个萧条的小镇。这里是典型的渔村，是我出生、长大的地方，也不知不觉中成了我生活的起点。

我常常回想起夏天快要过去时渔村的光景。放暑假的时候，外出工作的人们都会带孩子回家乡，村里有很多孩子。当盂兰盆节过后，大家回到城里，渔村变得安静萧条，只剩下我们这些渔村的孩子从早到晚在海边玩儿。也没人主动过来跟我们说话或陪我们玩，但总能感觉到有人就在不远处守望着我们。这样的情景让人难以忘怀，也孕育了我开设癌症哲学门诊的初心——在不远处为患者提供一份守望。[4]

在故乡我接触到对我今生产生深刻影响的威廉·克拉克（William Clark）[5] 博士的名言——"Boys, be ambitious!"（少年啊！要胸怀大志！）曾担任札幌农学院[6]总教务长的克拉克博士在骑马离别学校之际，转身对送行的学生高声呼喊。当我在小学[7]毕业典礼上听到来宾引用这句名言时，心中像点起了一盏希望之灯。

这是我幼年时的原始体验，之后我以自学的方式开始接触到一系列备受尊重的先师，其中包括南原繁（1889—1974）、新渡户稻造（1862—1933）、内村鉴三（1861—1930）以及矢内原忠雄（1893—1961）。在成为医生后，我又接触到在同一研究领域的著名学者、前癌症研究所顾问、病理学者吉田富三的思想。在下一节中将详细介绍我是如何连续地接触到这五位先师的著作及其思想的。

我所提倡的"癌症哲学",正是受到南原繁的政治哲学和吉田富三的癌症生物学的启发,加上记忆中幼年时常去看病的农村诊所的印象而逐渐形成的。"癌症哲学 = 癌症生物学 + 人生哲理"。癌症哲学门诊,是思考人生终极意义的患者,与从癌细胞的发生、发展中探讨哲学意义的病理学者之间的对话场所。在这里我试图用从上述五位先师那里学到的思想,为患者提供"哲理的处方"。

人的一生中,"遇见"扮演着重要的角色。我认为人生的三大邂逅——良师、益友、好书,是具有决定意义的。在与患者对话时需要一种"不动的全局观",而这种全局观正是通过人生中连续的不可预知的"遇见",在不断的学习和体验中获得的。

我自己的人生也是由在乡村度过的少年时代、大学入学考试失败后遇到改变人生的良师益友、求学时代的大量阅读(内村鉴三、新渡户稻造、南原繁、矢内原忠雄的著作）、癌症研究所的病理研究以及接触到吉田富三的思想等一系列的"非连续性的连续的"偶然所构成的。就像《圣经》中提到的"万事都相互效力"[8]。

五位先师的传承

我受五位先师的影响很大。这里讲述我是如何从他们走过的人生中受到启示的。

【先师的思想】

第一位影响我一生的先师是南原繁。当年医学院考试失利，我正在京都准备重考。补习班的一位任课老师是东京大学法学部的学生，南原先生的门徒。通过这位老师，我开始接触到南原先生的思想。南原先生是日本著名的政治学家，他曾经强调"政治学作为一个学术领域，其中哲学思考占有重要地位",并开始使用"政治哲学"这一专有名词。随着在癌症这一领域的深入研究,我意识到在这一领域同样存在引入哲学的空间。南原先生专攻政治哲学,是战后东京大学的第一任校长。战争期间,先生避而不谈政治,潜心研究学问,被称为"洞窟哲人"。战后他却挺身致力于国家重建与教育改革。从先生为人治学的态度,我懂得了什么是"高度的专业性与社会的包容性"。现在我已经开始第三遍通读10卷本的《南原繁著作集》。

第二位是新渡户稻造。开始阅读南原先生的著作之后,很自然地上溯到新渡户先生的思想。南原先生说:"我从恩师新渡户先生那里学到的最重要的思想是,做什么之前(to do)思考想要成为什么(to be)。"受南原先生影响,我开始拜读新渡户先生的著作。先生出生于江户幕府末期的盛冈县(本州东北部)。札幌农学院毕业后,先生在东京大学的入学面试时侃侃而谈,立志成为"连接太平洋两岸的桥梁"。其后先生赴美国、德国留学,并曾担任国际联盟的首任副事务长。2012年是新渡户先生诞辰150周年,先生之"广博的学识与广阔的国际视野"也越来越受到日本社会的重视。

第三位是内村鉴三。南原先生作为一位基督徒深受内村先生的影响，所以我很自然地开始阅读内村先生的著作。内村先生是新渡户先生在札幌农学院的同年级同学，毕业后赴美国接受了无教会主义的思想，曾发表了多篇论文，出版了多部著作，在教育、文学、艺术等多方面对日本社会产生过深刻的影响。先生用英文写出了《具有代表性的日本人》（*Representative Men of Japan*）[9]，在西方世界产生了广泛的影响。在担任第一高等中学教职时，先生由于拒绝向天皇署名行最高礼曾被罢免，从而引发了轰动一时的"不敬事件"。其后他又不畏权势在报刊上揭露足尾铜矿（枥木县）对当地居民的毒害，并在日俄战争期间公然反战。从内村先生身上我看到了什么是"勇敢的精神"。

第四位是矢内原忠雄。矢内原先生深受新渡户稻造和内村鉴三的影响，曾担任东京大学经济学部助教授。第二次世界大战前夕在日本社会倾向于军国主义之际，先生基于基督徒的信仰，宣扬和平坚持反战，被逐出东京大学。先生在战争期间仍坚持著书立说，战后作为南原繁先生的继任担任了东京大学校长。我从矢内原先生身上看到了什么是"探索奠定日本社会基石的精神"。

【继承癌症研究的传统】

在沉迷于读书的日子里，我继续求学并最终成为一名医生，进入日本癌症研究会的研究所病理部门工作。在那里我遇到了人生中的另一位恩师——日本医学界引以为傲的病理学者吉田富三先生——的著作。吉田先生的门徒菅野晴夫先生当时是癌症研究所的所长。菅野先生在东京大学医学部求学期间也曾与当年的校长南原先生有过交流。吉田先生在癌症病理研究领域的伟大贡献在于——制造癌症。癌症发生的病理机制多年来是人类未知的领域。吉田先生使用化学物质[10]在老鼠身上首次人为地成功制造了肝脏肿瘤，这是世界上首例类似的成功案例。随后的研究证

明癌症是由化学因子、物理因子、病毒、遗传基因等多种
原因引发的。而吉田先生的先驱性研究，如"吉田肉瘤"、
"肝癌腹水"等，则奠定了现代日本癌症病理研究的基础。

　　吉田先生不仅从事研究，还针对医疗制度提出过重要
的改革建议。"从风貌诊断内心"是吉田先生的从医态度。
他认为"人体内部的现象与外部社会有着联动作用"，"发
生在癌细胞中的种种变故也会表现在人间社会"。这种透
过癌细胞描述社会的视角便是癌症哲学的渊源。

　　目前日本社会针对癌症的对策虽已有了长足的进步，
但仍未达到令人满意的程度。患者从医护人员身上获得的
通常仅限于治疗方面的信息，无法满足其精神上的需要。
我在继承吉田先生对癌症研究视角的基础上，继续通过
癌细胞的发生、发展机制思考人间社会。我希望将新渡户
先生的思想实践于癌症医疗，使其不仅局限于治疗疾病
（to do），而是开展以"人的尊严"为中心的医疗服务（to
be）。受内村先生和矢内原先生挑战社会习惯势力勇气的
启示，我将癌症咨询搬出医院走进城市中，希望为患者及

家属提供一个可以畅所欲言的场所。受南原先生的影响，我坚持开放包容的精神，欢迎有志之士加入癌症哲学门诊志愿者的行列，一起推广与癌症患者对话的活动。学习这五位先师的人文思想，探讨以"人的尊严"为根本的医学、医疗，是我作为职业癌症病理研究人员，也是癌症哲学门诊的使命。

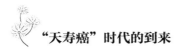

"天寿癌"时代的到来

【与癌共生】

癌症研究的目标之一，是防止患者在某一年龄段之前因患癌而死。如果不采取任何干预措施，某位患者可能会在 40 岁时死去，而如果采取适当的治疗手段，这位患者的寿命可能会延长到 80 岁。延长生命，使患者能寿终正寝，即实现"天寿癌"。

从基因突变到成长为临床上能观察到的肿瘤的整个过程中，时间扮演了重要角色。如果医生在适当的时机介入治疗，即使细胞已经开始癌变，也可以延缓癌变的过程。患癌但不因癌而死亡的时代正在到来。

患者应该如何面对癌症？怎样才能患癌却颐养天年？随着医疗水平的进步，患者与癌症共同度过的时间将越来越长。在此期间保持与健康时同等的精神状态实属不易。探讨如何与癌症共生，并开拓出一些有实践意义的方法是这个时代的需要，也是癌症哲学的意义所在。

在与癌症患者对话时，我发现他们的烦恼大致可以分为三类：

* 与癌症这种疾病本身有关的烦恼

* 与家庭成员有关的烦恼

* 与职场人际关系有关的烦恼

第一类烦恼只能通过治疗解决。但实际上困扰患者最多的是第二类及第三类烦恼，也就是说，癌症患者的大部分烦恼与健康人群在日常生活中遇到的烦恼没有本质区别。换言之，如何与癌症共生取决于患者以什么样的心态使日常生活变得更加美好。

大部分患者希望消除所有不安与烦恼，但即使健康的人也不可能完全消除。与其试图消除所有烦恼，不如试着把程度从 10 降到 7，转换心态使精神得到放松。现在不能消除的焦虑不安可以暂时放在一边，增加一些乐趣以降低癌症在生活中所占的比重。人们通常以"与癌症斗争"来表现治疗的过程，但"刚强"通常都容易折断，在与癌症相处时所需要的是"柔韧"。

【变换表情】

很多患者都会提到"无法像以前一样与他人交流"。这也体现在与家人、同事、主治医生的关系，以及住院期间与其他病友的关系上。如前所述，有关癌症的烦恼其实大部分是人际关系的烦恼。对此我首先建议患者的是——变换表情。人的面部表情不是一朝一夕就会改变的，但表

情是传递感情、表达想法的媒介，在与他人的共同生活中
起到重要作用。变换表情也就是认真考虑如何改善与他人
的关系。

　　例如对来看望自己的亲友，真诚地说声："谢谢你远
道而来。"因为疾病的折磨而倍感痛苦的患者，通常都希
望得到周围人的关注。但如果能把注意力从自身转向他
人，体贴他人，面部表情自然会有所变化。由于患者表情
的变化随之而来的是人际关系的改善，进而带来更多的表
情变化。

　　谁都会碰到难以相处的人，如果不见面能避免尴尬
也罢，但如果这个人是你的主治医生怎么办？当然主治医
生应主动改善与患者的关系，但不尽如人意的情况仍然可
能出现。有位患者风趣地描述了他的办法。每次去医院之
前，他都会反复对自己说："我特别喜欢那家医院，喜欢
那位医生。"就算不是次次都有用，也不失为一个有趣的
办法。把"喜欢"这样一种情感主动植根于心底，如果对
方体会到其用心良苦，相信同样也会善意地有所回应。

　　值得一提的是，过分认真地对待治疗也会带来负面影响。越是认真的患者，越容易对医生的指示、病情的变化、检测数据的结果等有过度的反应。对治疗持积极态度的确很好，但同时会给自己增加很多压力。抱着"差不多"的心态，与其在痛苦与悲伤中不能自拔，不如把目光转移到其他一些充满乐趣的事情上。人生是一条荆棘丛生的道路，也正因如此，需要一颗看得到光明的、享受盛宴般的心。被诊断为癌症也许使这条道路更加艰难，但人生仍然在继续。

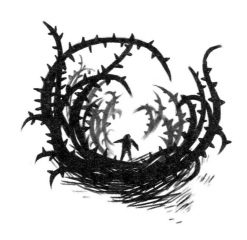

从间皮瘤的研究到面对患者

【石棉问题成为转机】

在这里介绍一下我是如何决定开设癌症哲学门诊的。

2005 年 6 月，大型机械制造厂商久保田公开承认，石棉粉尘对工厂的工人及当地居民的健康造成了伤害。这次事件使日本社会重新认识到石棉带来的健康问题。

石棉是天然纤维状硅酸盐类矿物质的总称。由于具有绝缘以及隔热等特性，曾被广泛用于建筑及生活用品上。然而大量吸入石棉粉尘可能会对人的肺部产生重大影响，引发恶性肿瘤——间皮瘤。国际社会从 20 世纪 50 年代就指出了这种危险性，但在日本却长期被置若罔闻。那些大量吸入石棉粉尘的患者在经过漫长的潜伏期之后开始显露病情，患病人数在不断增加。

由于石棉的问题越来越受到社会的关注，我所在的顺天堂大学附属顺天堂医院于 2005 年 8 月开设了由石棉导致的间皮瘤门诊，通过血液检查收集和分析因患间皮瘤可能增加的代谢物质的数据，并由呼吸科的专家进行诊断和治疗。该门诊专门针对由吸入石棉导致癌症的患者，在当时日本国内是第一家。虽然该门诊开设在呼吸外科，但是门诊需要有研究间皮瘤及其病理机制的专业人员的参与，而门诊中使用的血液检测指标（ERC 蛋白指标）正是我参与开发的，因此我在研究癌症病理的同时参与了这项门诊工作。虽然只有短短 3 个月，但却促使我这个从小因地方口音而紧张、不善言谈的人不得不开始与患者对话。

间皮瘤门诊本来是一个每周一次的预约制特殊门诊，但来自日本全国各地各个年龄段（20—80 岁）的患者纷至沓来，预约全部爆满。其中已被诊断为癌症或者有前期征兆的患者也为数不少。确诊为间皮瘤对这些特定的患者是非常残酷的，因为患癌是由吸入石棉粉尘造成的，属于典型的"环境致癌"。间皮瘤治疗困难且病情发展迅速，使得这种癌症显得更加无情。实际情况也表明，在门诊中最初被诊断为间皮瘤的患者，6 个月后就去世了。

与患者对话不是件轻松的事情。大多数患者情绪不稳定，对未来充满焦虑和不安。在努力调整心态面对患者的过程中，我发现自己也发生了变化。特别是当听到患者说"在几乎被焦虑压垮时，如果有谁能平静地接受我的情绪，给我一些建议，那将是多大的安慰呀"，我由此强烈地意识到了与癌症患者对话的重要性。

【 转向心与心对话的医疗 】

在与间皮瘤患者的对话中，我感受到了患者的困惑，并清楚地意识到所谓的"医患间的隔阂"——现行的医疗制度无法贴近患者的心灵，无法提供精神上的慰藉。这促使我于 2008 年创办了癌症哲学门诊。

在开始参与间皮瘤门诊的时候，日本社会正流行一个新词——"癌症难民"，意指那些不相信医生的诊断与说明，在各种医疗机构四处奔走的患者。据说有的患者甚至去过十几家医院。（日本各医院在对癌症的诊断以及治疗上有标准的流程。）从医疗的角度看，促使"癌症难民"大量出现的背后，是医疗机构对患者心灵慰藉方面应对的不足。现在的日本社会每 2 人中就有 1 人一生中可能患癌，每 3.5 人中就有超过 1 人因癌症而去世。医疗机构在积极医治癌症的同时需要提供对患者的精神关怀。

于 2007 年实施的《癌症对策基本法》特别强调了对患者提供心理安慰和精神关怀的重要性，但实际的执行才刚刚起步。癌症哲学门诊的创立和发展正是直面这一挑战的产物。不善言谈的我在与患者的不断对话中，深刻地感受到对话的力量。

近来我每天都会收到患者的反馈，多数谈到自己"好像终于有了接受癌症的勇气"。也有患者提到"感到人生的意义在于为他人，而不是自己"。看到患者能意识到自己人生的使命，对我也是巨大的鼓舞。对他人痛苦的感同身受是行医的根本。在责任感与使命感的驱使下，遇到深陷苦难的人，医者应该贡献出时间和知识，这是对我自己也是对癌症哲学门诊的鞭策。

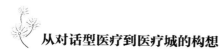

从对话型医疗到医疗城的构想

【走出阵营之外】

2005 年在顺天堂医院参与开设间皮瘤门诊的经验，让我认识到患者与医护人员之间存在隔阂，他们缺乏能使心灵得到安慰、呵护的场所。这也使我意识到在医疗现场"对话"的重要性，并使我重新认识到自己作为医生的责任与使命。

我本不善与人交谈，设立癌症哲学门诊完全是受使命的驱动。社会需要癌症哲学门诊这样的活动来弥合医患间的隔阂。顺天堂医院在日本首次开设因石棉导致的间皮瘤专业门诊已属特例，当我向医院建议开设癌症哲学门诊时，当时院里笑着劝我不要异想天开。但一旦开设，患者的强烈反响马上证实了这一举措顺应了时代的需求。

2008 年 1 月至 3 月，在顺天堂医院实验性地开设了 5 次癌症哲学门诊，从实施起便立刻预约爆满，原本准备一

天只见 4 对患者及家属，由于反响强烈，增加至一天见 8
对。即使是这样，实验性门诊结束时仍有 80 对患者及家
属的预约。在没有大规模宣传的情况下，单从这个数字来
看就足以证明社会反响的强烈程度。

但比数字更能反映癌症哲学门诊意义的是患者精神状
态的改变。门诊中的面谈一般是 30 分钟到 1 个小时，保证
与患者有充分的时间进行对话。患者中有与家人一起来征
求治疗第二意见（second opinion）的，也有抱怨主治医生
对待自己没有诚意的。但对谈之后，所有患者的表情都不
同程度地变得轻松起来。在各地的演讲中，在与各类患者
的对谈中，这样的体验不断得到证实。患者精神状态的改
变使我进一步认识到癌症哲学门诊的重要性。

但同时我也意识到，只在医院等医疗机构中开展癌
症哲学门诊还不够。在医疗的第一线，医生向患者解释病
情、治疗方案等已属不易，没有时间和精力关注患者精神
上的需要，医生留给患者的印象，通常是专业但比较冷
淡。更重要的是，对绝大多数患者来说，医院是个门槛很

高的地方。门诊本应是欢迎患者前来就诊的场所，却本末倒置地成了患者踟蹰不前的地方。

所以我决定把癌症哲学门诊搬出医院，移到顺天堂医院附近御茶水车站旁的咖啡厅（由于患者出行多靠乘电车或地铁）。对于身患重病，时间上又比较紧张的患者来说，这一决定是必要的。在最初的面谈中，有预计生存时间只有 3 个月的重度患者，谈话不久后就去世了。在与面对死亡的患者进行对话的过程中，我深感自己是多么不成熟。与他们的对话是我用任何其他方式都无法替代的人生

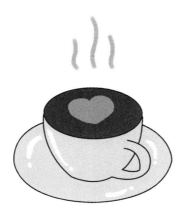

体验。能获得如此珍贵的体验，也是因为我走出了医院，走出了自己的"阵营"，走到了患者的身边。

【医疗城的构想】

"将门诊搬出医院，转移到患者及家人不论是出行距离上还是心理上都更容易前往的场所。""超越医生与患者的界限进行平等的对话，并将其向全国推广。"基于这些信念，我于 2009 年发起设立了 NPO 法人癌症哲学门诊，该机构于 2013 年取得一般社团法人资格。目前日本全国约有120 处[11]场所开展门诊以及为患者及家人提供交流机会的医疗沙龙。2011 年，由志愿者自发成立了癌症哲学市民学会，并开展了培训癌症哲学门诊志愿工作人员的讲座课程。

在全国陆续增加的癌症哲学门诊·医疗沙龙的场所中，有咖啡厅、官方以及民办的社会公共场所、企业内部设施、教会、药店以及全国各地的癌症治疗重点医院。场所不一，但有一点是共通的——其主体不是医疗志愿者，

而是癌症患者、幸存者以及家属。癌症哲学门诊所体现的
是"门诊"在定义上的变革，是一种专业的、温暖的、以
患者为主体的医疗方式的探索。

日本在《癌症对策基本法》中提出了医疗应以患者为
主体的方向性变革，而癌症哲学门诊"现在进行时"地实
践着这一转型的重任。其最终目标是实现医疗城：使医疗
不只停留在医院内的治疗，而是由社区整体来提供草根式
的、系统的医疗关怀。医疗城将以地区医院为中心，由该
地区的饭店、餐厅、书店，以及提供对话场所的咖啡厅等
各种商业、社会服务设施，从患者的角度协调运作。其主
体，不用说，是患者本身。御茶水车站的电梯，就是由患
者联名申请并得到落实的典型事例。

东京御茶水地区集中了包括顺天堂医院在内的多家医
疗机构，每天有大量患者来访。在这一地区实现医疗城是
我的梦想。促进从患者的角度进行区域性城市建设，并形
成医疗共同体的概念，是老龄化社会的需求，也是癌症哲
学门诊的愿景。

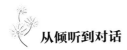 **从倾听到对话**

【作为"人"而非"病人"的烦恼】

在这里我想探讨一下癌症哲学门诊开展"对话"的意义。现行医疗体制还无法应对患者心理上的不安和烦恼，如何消除这种隔阂，探索实际的解决方案就具有重要意义。在一项针对癌症患者的问卷调查中，当被问到"目前在医疗中最期待解决的问题是什么"时，90%的患者回答是"有一个能畅所欲言谈论癌症的地方"。患者有自己的主治医生，日常生活中有亲人和朋友，此外还有病友会等，为什么还会感到无处诉说呢？

这里隐藏了一个实质性的问题——患者到底希望从"能谈话的场所"中得到什么？

先从医生的方面来看。本应倾听患者烦恼、帮助患者缓解忧虑的主治医生往往忙碌不堪，没有足够的时间听患者诉说。有些患者甚至感到很难与主治医生相处，医生的一些细微的言行都会令患者不安。医生工作繁忙，虽无恶意，但确实存在没有足够体谅患者心情的地方。

　　当然日本全国各地医院的医生并没有无视患者的需求，有关为患者提供精神上的理解与关怀的重要性已被列入《癌症对策基本法》。全国有 422 所癌症诊疗重点医院设立了癌症咨询支援中心，有专业咨询人员为患者服务。但这里能否成为患者"能谈话的场所"呢？这些场所通常被认为是咨询有关癌症治疗的地方，但患者的烦恼涉及生活的多个方面，他们希望被当作"人"来对待，而不只是"病人"。设在医院内的癌症咨询中心往往不能满足患者的需要。

　　再从亲友、病友方面来看。与医生相比，通常认为患者比较容易与亲友或其他患者朋友建立亲密的沟通关系，但实际上很多患者感到沟通困难。正因为是亲人或朋友，很多患者倾向于避开癌症的话题，以免增加亲友的不安，影响他们的情绪。而同样作为癌症患者的病友，因为病情千差万别，在缺乏专业知识的情况下，考虑到谈论自身经验可能会对他人造成负面影响，也会出言谨慎。

基于以上种种原因，患者很难找到一个场所，可以安心地谈论癌症，倾诉烦恼。当然这样的场所并不应只限定于医院、家庭、朋友关系或病友会组织等。

【开出"种子"般的哲理处方】

癌症哲学门诊之所以能弥合医患间的隔阂，为患者提供"能说话的场所"，是因为它不仅倾听患者的诉说，更是医患之间的对话；不仅安抚患者的心灵，更能促使患者从哲学的角度思考人生。

一般的心理咨询大多仅限于倾听来访者的诉说，总结并引导和督促患者进行内心的反省，这对缓解不安、烦恼的确是有效的手段。癌症哲学门诊的谈话时间约为 1 小时，前半部分与一般的癌症咨询相同，以倾听为主。但重点是后半部分，我会主动与患者进行交流，这是双向的沟通，我希望借此能找到适合患者的有核心力量的箴言。我信奉基督教，很自然地也引用了《圣经》上的一些话，如"万事都相互效力"。这样的箴言，无论身处何种境遇总能带给我们希望。

值得注意的是，无论多么精辟的语言，出自何人十分重要。每次面对患者之前我常常告诫自己，这是个考验人格的领域，不是简单的文字游戏。在后 30 分钟，同样作为"人"（而不是"病人"）的患者与我之间进行的是一场严肃平等的交流。这是癌症哲学门诊超越了安抚患者心灵的层次，进入哲学思考领域的原因，而双向的平等对话正是达到这一境界的形式。

通过与众多患者的对话，我也同样深受启发。人的存在本身拥有无条件的意义和价值，获得这样的领悟也许只能依靠患者自身的不断思索，但有时也需要外界播撒的"种子"。真诚希望癌症哲学门诊能继续为患者提供如"种子"般的哲理处方。

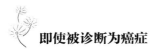 **即使被诊断为癌症**

【降低癌症在生活中的优先程度】

在癌症治疗中什么是重要的？针对每一位患者的不同症状进行准确恰当的治疗非常重要。癌症因人而异，属于一种个性化的疾病。尽管早期发现早期治疗最有把握，但即使是已经恶化到一定程度发生转移的癌症，针对其特性进行治疗，有些也会有很高的治愈率。癌症已经开始进入"可治愈"的时代。

实际上，日本的癌症 5 年生存率已经超过 50%。[12] 即使被诊断为癌症，已经有 50% 的患者可以治愈，或与癌症长期共生。值得注意的是，50% 是个微妙的数字，也就是说剩下的 50% 的患者短期内将被癌症夺去生命。癌症被视为不治之症，原因也在于此。不同于其他疾病，癌症的"确诊"有时被称为"宣判"，患者通常会遭受巨大的精神打击。经常听到患者说，头脑一片空白，甚至不记得当天是怎么从医院回的家。还有些患者会患上抑郁症，难以对治疗保持积极态度。

就算是在早发现早治疗且效果良好的情况下，患者也很难立刻从焦虑不安的情绪中解脱出来。有位男性患者患有早期大肠癌，主治医生的判断是"100% 能治愈"。但他仍将信将疑继续寻求第二意见，结果从第二位医生那里得到的答复是"98% 的可能性能治愈"。为什么会有 2% 的差距？到底能不能治愈？该患者仍无法从不安的情绪中解脱出来。

要真正从不稳定的情绪中走出来，需要患者重新肯定自我存在的确定性和重要性。为了重新找回自我，从某种意义上说，"忘却疾病"是必要的。被诊断为癌症的患者容易焦虑，倾向于自己收集相关信息，但往往是越收集越不知道该相信什么，反而更加焦虑不安，陷入恶性循环。这里所说的"忘却疾病"，是指不要让疾病占据全部的生活，适当降低疾病在生活中的优先程度。如果没有对人生以及日常生活中事物的优先顺序进行过深入的思考，患者很容易被不安的情绪所左右。相反，如果能看清自己要完成的使命，使"现在"这个瞬间能为完成这个使命而努力，那就自然能超越疾病所带来的焦虑不安。

在对话时我常常引导患者从"今天是人生的最后一天"的角度来思考。不安是对"未来"的不安，感到不安时心已不在"今天"。如果今天是人生的最后一天，也就没有对明天的不安，应该做的事情自然而然就会浮现在眼前。

这不是意识决定一切的唯精神论。忘却病痛在医学上并没有证据证明能够延长寿命，但意识能够影响行动，改变生活从改变意识开始。有一天这种改变会使人生变得幸福，会令患者更积极地面对治疗，会使一些患者患癌却能颐养天年。

【互相原谅是人生最后一件大事】

来癌症哲学门诊的患者通常都由家属陪同。当患者被诊断为癌症时，家人也同时面对如何接受癌症、配合治疗的问题。然而这不是一件容易的事情。亲人的言语态度有时反而会增加患者的负担。作为亲人，有时言语中难免会带有说教的口气，比如"你为什么就是戒不了烟、戒不了酒呢?"这当然有道理，但却令患者难以接受。患者已经明白会被指责，但真从亲人口中听到，只会更加消沉。

同时希望亲人理解，有时同情与担忧也并不是患者所能接受的爱。被人同情、被人担忧是一件值得感激的事情，但同时也会增加患者的心理负担。有些患者不愿看到自己给周围的家人、朋友增添麻烦，反而事事小心，结果适得其反。亲属有必要认识到过度的担心对患者是一种负担。

当然陪伴患者时间最长的还是家人。作为患者如何与家人相处?作为家人又如何与患者相处?我认为，关键是相互原谅。癌症是一种不得不面对死亡的疾病，同时也给了患者和家人一个反省人生、了却恩怨的机会。正因为身处一种亲密的关系，有些歉意和遗憾难以表达。双方把至今都无法开口的情绪表达出来，互相原谅，对患者来说，也许是人生中最后的一件大事。患者将因此获得精神上的满足，无憾地离开人世，而与患者度过的时光将为家人留下美好的回忆。

透过癌症哲学思考人生

癌症哲学是建立在生物学家吉田富三的癌症生物学，以及日本战后首任东京大学校长南原繁的政治哲学思想基础之上的。"癌症生物学＋人生哲理＝癌症哲学"。它的使命之一是在门诊时通过倾听和对话直面患者的心灵。既然称之为癌症哲学，它的意义就不止于此。通过对癌细胞的理解，我们将积极探讨人生以及各种社会问题。

我是一个病理学者，本职工作是研究癌细胞这一微观世界对人体这一宏观世界的影响。这一思路也同样适用于人间社会。在细胞的微观世界里产生的现象与宏观的人间社会的种种现象有着惊人的相似。这是贯穿于微观和宏观的一致道理。

时代呼唤有更多的一线医护人员能够既理解微观的病理机制又有高度的社会包容力，能坦诚自信地向患者阐述这贯穿于微观与宏观之间的一致道理。癌症哲学的特点就在于以人与人之间的关系来形象地理解癌细胞，并从癌细胞发生、发展的特征中探讨为人的道理。

【用人与人的关系理解癌细胞】

到底以人与人之间的关系来理解癌细胞是什么意思？

常常有患者问及："为什么人会得癌症？"面对这样的问题，我的回答是："细胞癌变的过程，就好像自己的孩子长成了不良少年一样。"如何与癌细胞相处，与如何面对不良少年所要求的心态是一致的。

孩子开始我行我素，父母感到苦恼困惑，不知如何规劝孩子反省重生。但如果父母能后退一步，客观地观察、分析孩子是如何一步一步走向歧途的，那看待孩子的角度就会改变。客观地俯瞰事物的全局，就不会被孩子一时的言行左右自己的情绪，也不会一味地斥责孩子。也许还会领悟到"孩子走到今天这一步，当时我要是……就好了"。父母的客观冷静最终会改善与子女的关系。

对待癌细胞也是如此。癌症不是来自外部的传染，它产生于患者身体内部，要求患者对自己的境遇有客观的、全局性的把握。来癌症哲学门诊的患者的病情以及对治疗的态度各有不同，对话的第一件事就是让患者用自己的语言来描述自己所处的境遇。在表达的过程中，很多患者会领悟到其实自己对实际情况的了解多少都有偏差或误解。对境遇的客观把握本身会大大减轻患者的不安情绪。

帮助不良少年重新做人与面对癌症治疗一样都要求对所处的境遇有客观全面的认识。目前在日本，癌症的 5 年生存率整体已经超过 50%，大量患者都有可能与癌症共生并颐养天年。这样的时代也正需要患者保持客观的理性。

【向癌细胞学习】

那么从癌细胞发生、发展的特征探讨做人的道理又是什么意思呢？

人体内据称大约有 60 万亿个正常细胞。细胞的基因突变会导致癌症，但成长为临床能检测到的癌症有时需要若干年，甚至长达 20 年。癌细胞可以被看作"大器晚成"，人的成长也是一个费时费力的过程。前文中提及的五位先师，如内村鉴三等，无一不是经过长时间的努力，跨越各个阶段而终成伟业的。这和癌细胞从变异直至成长为临床癌症所经历的过程是一致的。经过长时间的努力与失败之后而能有所成就的人，他的言语有足够的说服力，也会给他人带来足够的信任感。

众所周知，癌症是一种有很强转移性的疾病，我将这种特性称为癌细胞的顽强生命力。不同于普通的细胞，癌细胞在营养不足的饥饿状态下也能转换地点，从外部夺取营养继续生存下去。这种不断改变自己、适应环境的"入乡随俗"的能力，支撑着癌细胞的生长。

人通过面对困境，不断滋养生命力，不断成长。从这个意义上说，被诊断为癌症虽然是人生的苦难，但同时也是反省生活方式、思考人生意义的契机。在对话中，我看到患者以坚韧的态度承受着癌症所带来的痛苦，并获得升华生命、完整人生的希望。思考癌症的问题，也就是思考生命的本来意义。

 做什么之前思考想要成为什么

【从癌症治疗到探讨人生】

新渡户稻造等先师遗留下来的哲理名言是我开展癌症哲学的核心思想。其中"to be 而非 to do 的思想"是核心中的核心。在这里我解释一下这句话的意义以及和癌症医疗的关系。

南原繁在著作中常常提及新渡户稻造，其中有一句很有启示作用。"在先生的教诲中，对我影响最大的是——在做什么之前思考想要成为什么。"新渡户先生拥有广阔的视野和深邃的洞察力，曾经担任国际联盟的首任副事务长。南原先生从他那里继承了"to be 而非 to do 的思想"，我相信这也正是癌症医疗领域所需要的。

　　癌症有可能降临在每个人身上，在老龄化社会中已经成为一种常见疾病，且很多患者都有希望与癌症长时间共生。在医疗现场，虽然癌症多伴随急需处理的急性症状，但医生同时也需要把它当作慢性病来看待，考虑患者在治疗期间以及治疗后如何拥有正常的生活。这是目前医疗界的重大课题。

　　癌症也可以说是一种特殊的疾病，即使得到控制或基本治愈，也存在复发或转移的可能性。一旦被诊断为癌症，患者就需终生面对。在癌症医疗上，"to be 而非 to do 的思想"为我们提供了明确的指针。传统的癌症医疗集中在如何治疗疾病上，也即停留在"to do"的水平。而今后的癌症医疗应旨在使患者在治疗期间以及基本治愈后仍能与他人保持健康的关系，拥有尊严地度过完整的人生，也就是围绕"to be"来开展医疗。

　　癌症哲学门诊也是围绕"to be"的思想开展与患者的对话。内容涉及患者的生死大事，当然不可随意对待。在日本各地开展的癌症哲学门诊·医疗沙龙中，所有协调管理人员都经过专业培训。门诊设有资格认定基准以及伦理指南，志愿人员必须参加培训课程，并提交论文才能上岗。

那么与患者对话到底需要哪些资质呢?

【 "闲暇的姿态"与"伟大的多管闲事的精神"】

对负责运营和管理癌症哲学门诊的协调管理人员，我经常提醒他们保持一种"闲暇的姿态"和一种"伟大的多管闲事的精神"。只有自身不被日常事务缠绕而疲惫不堪，注意观察他人的言行细节，才能平静地面对患者的心灵。

在患者面前，无论具体事务多么繁忙，都应表现得闲适自若。面对一个忙忙碌碌的人，患者难以平静地诉说自己的情绪，留心创造闲适的气氛才能酝酿有深度的对话。

注意细节，感应患者的心理诉求十分重要。癌症患者生活在焦虑不安的情绪中，有时也会出现自暴自弃。在这种情况下，首先需要用心倾听患者的诉说，了解患者的烦恼，然后再根据患者的心理状况，主动提出问题，甚至触动患者的隐私，以便帮助患者分析出困扰其内心的本质问题。通过这种善意的"多管闲事"，使患者能解开心结，理清头绪，对今后的人生重新怀有希望。

癌症哲学门诊始终坚持以"闲暇的姿态"和"伟大的多管闲事的精神"，针对生命的根本问题与患者进行对话。相对于一般的心理咨询，更多的癌症患者选择来癌症哲学门诊，这也证明了我们的理念赢得了患者的认同。

在提倡"全人格全方位"医疗的前辈医师中，有一位是瑞士的医生兼作家保罗·杜尼耶（Paul Tournier）[13]。面对深陷苦难中的患者，杜尼耶医生不断地与他们分享作为人生指南的哲理箴言。但他从不站在指导的角度上，他认为提供人生指导是牧师的责任，医生的职责是与患者共同承担痛苦，陪伴在他们左右。以下是他在著作《圣经与医学》[14]中的一段富有启示性的话："有一次我问了患者一个再普通不过的问题，而这个简单的提问恰巧击中了问题的要害。患者需要了解自身的疾病以及与疾病有关的精神上的问题，而神引导我将一束光投向了他。"

癌症哲学门诊的实践正是迈向感受这"由神引导"的瞬间，在对话中对患者的痛苦感同身受，与他们一起思考人生的意义（"to be"），点燃他们对生命的希望。我相信这一"以患者为主体"的方向性将成为癌症医疗方面的新的标准。

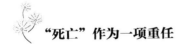

"死亡"作为一项重任

【透彻的人生】

至此我介绍了陪伴深陷痛苦的癌症患者的癌症哲学门诊。最后我想讨论一下有关"死亡"的问题。无论心灵如何得到抚慰，对待癌症的态度如何得到改变，有些患者仍然会在短期内去世。更重要的是，死亡会降临到每个人身上。如何讨论死亡的问题，如何看待死亡，是癌症哲学门诊最重要的课题。

　　陪伴不得不面临死亡的患者不是件容易的事。很多患者的头脑中充斥着病痛与痛苦，无暇顾及周围，无意识地远离周围的人与事。即使是拥有社会地位的公司经理、大学教授等，被诊断为癌症后同样精神脆弱，有些无法适应生活环境与人际关系的变化，陷入忧郁状态。部分患者认为"得了癌症，人生就此完了"，"周围的人不会再像从前那样对待自己了"，有些患者甚至想到自杀。

　　在看似绝望的情况下，癌症哲学门诊要为患者递上哲理的处方——坚持与疾病共生的意志。这里所谓的意志，指的是患者作为"人"继续成长，并完成自己的责任与使命的意志。

　　由于患癌，对人生的期望很容易转变为失望。即便如此，在有限的人生中仍然有可以为他人做的事情。什么是"人"？可以说人是被人生本身所期待的存在。能对此有所领悟，患者就能重新看到自己的责任以及使命，拥有坚定的意志，作为"人"继续成长直至生命的最后一天。这样的领悟可以称其为"透彻的人生态度"，它帮助患者重新认识自己在社会中的位置。我常建议患者去看看周围比自己更需要帮助的人，经历过艰辛与磨难的患者更能理解他人的痛苦，陪伴在他人左右。

从某种意义上说，即使躺在病床上，也有能为他人做的事情。我亲眼看到常年卧床的患者在谈笑中使来看望自己的儿孙感到愉快，这同时也给了儿孙们一个思考生死的契机。透彻的人生态度使患者拥有感染他人的能力，这种能力也促使患者持续地成长完善，直到生命的最后一刻。

【死亡的意义】

对于患者来说，人生最后的一项任务是——如何去死。

在癌症哲学门诊中，我对来访的患者递上过这样的哲理处方：哪怕明天会死，今天也不要忘记浇灌生命之花。就像每天给花浇水一样，热爱生活，慈爱地对待身边的每一个人。哪怕明天就会离世而去，5年后，10年后，也会被人记起。珍惜余生，平静地迎接死亡的到来。如何去死，是人在完成责任与使命，拥有完整人生过程中的最后一环。能否意识到死亡的意义，决定了患者对亲友的影响以及留下的精神遗产。

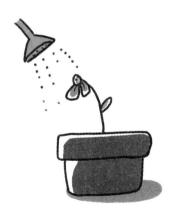

我的父亲于2013年在故乡岛根县鹅鹭病逝。父亲患有癌症，但未主动接受治疗，像因衰老致死的老人一样平静地离开了人世。握着葬礼上泣不成声的母亲的手，我再

次感到了此生的使命。鹈鹚地区学龄儿童减少，人口老龄
化问题严重，村民们一直在讨论如何重新利用已经废弃的
旧校舍。我希望在这里开办癌症哲学门诊·医疗沙龙，为
患者、家属以及医护人员提供对话的场所。不仅如此，我
还希望将这里改建成有养老和临终关怀功能的医疗村。这
或许是我在鹈鹚出生、长大的意义所在。

父亲的死是悲伤的离别，但对留在人世间的人来说是
反省人生、思考自身使命的契机。正因如此，也希望所有
患者都尽全力面对死亡这一重任，而癌症哲学门诊所要做
的就是支持这些患者。

《圣经》上说人类面对的第一个问题是"你在哪里？"[15]
癌症哲学指向的境界是——无论人生如何荆棘丛生，我都
在一场被邀请的盛宴里。

译注

[1] 本小节根据樋野教授著书《因使命而生》（使命を生きると
いうこと，青海社，2012 年）第 134、167—171 页编译。

[2] 位于日本岛根县出云市大社町，供奉"大国主命"（创世之
神、医药之神、结缘之神）。拥有日本最古老的神社建筑
样式。

[3] 日本最早的史书（因含大量神话故事，是否称为史书仍有争
议）。太安万侣于 712 年编纂并献给元明天皇。

[4] 以上两段根据作者著书《因使命而生》（使命を生きるとい
うこと，青海社，2012 年）第 74 页编译。

[5] 美国教育家。1876—1877 年受日本明治政府邀请于札幌农学
院担任总教务长。期间教授动物学、植物学等学科，并在学
生中积极传播基督教。

[6] 始建于 1875 年，北海道大学的前身。为日本最早设立学士学
位的大学（早于现东京大学）。毕业生中有对日本社会产生
深远影响的农学家、教育家、国际社会活动家新渡户稻造、
基督教思想家内村鉴三、教育家佐藤昌介、实业家伊藤一
隆等。

[7] 当年的鹈峠小学于 2015 年与他校合并、废校。

[8]　引自《圣经·罗马书》8：28。

[9]　内村鉴三先生于 1894 年用英文写成，旨在向西方世界介绍日本的文化及思想。

[10]　即邻氨基偶氮甲苯（Ortho-Aminoazotoluene）。

[11]　癌症哲学门诊网站（http://www.gantetsugaku.org/clinic.php）。

[12]　据日本国立癌症研究中心的最新信息（2016 年 7 月），日本癌症的 5 年生存率已经超过 60%。高治愈率受益于早期检查早期治疗的普及。

[13]　保罗·杜尼耶（1898—1986），瑞士医生，提倡将患者作为全人格进行治疗，聆听患者的倾诉，关注患者的精神健康。一生著书丰富，其中包括《人的意义》（*The Meaning of Persons*）、《破碎世界中完整的人》（*The Whole Person in a Broken World*）、《学会变老》（*Learn to Grow Old*）等。

[14]　英文书名为 *A Doctor's Casebook: In the Light of the Bible*，《圣经与医学》为日文译名。

[15]　引自《圣经·创世纪》3：9。

第三章
遇见癌症哲学门诊·
医疗沙龙

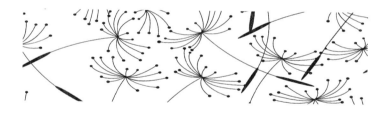

酒井章行 / 小池善 / 大弥佳寿子 / 上杉有希 / 野田真弓 /

安乐洋子 / 小林真弓 / 清水津江子 / 小林教男 / 角田万木 /

沼田千贺子 / 堀场优树 / 楠章子 / 平林薰 / 二上祐子 /

秋山美奈子 / 穗积修司 / 高野圀昭 / 高桥直美 / 丰田敬二

在宗教淡化的日本社会寻找人生的指南

酒井章行（埼玉县新座志木癌症哲学门诊·医疗沙龙参加者，NHK 编导）

我出生在东京都葛饰区的一个普通人家，从 2002 年开始在 NHK（日本放送局）担任编导。在被诊断为癌症之前，主持编导了《早安日本》《NHK 特集》《Close-up 现代》[1]等栏目。我不是基督徒，也没有其他任何宗教信仰，可以说我代表了现在日本普通大众的宗教观。

被诊断为淋巴癌是在 2010 年 3 月，东日本大地震发生的前一年。紧接着做了摘除手术并接受了放射治疗。现在我仍定期去医院接受检查。

【所要抗争的不只是癌症】

在被诊断为癌症之前，我正好在制作一期《NHK 特集》——通过著名作家柳田邦男 [2] 与希望安乐死的重症患者的对谈，探讨日本社会的生死观。到编辑的最终阶段，我感到身体状况不佳，去医院检查，结果被诊断为癌症。听到时没有特别惊讶，也没有不知所措，只是感到"自己也会有死的一天"。在制作节目时，我接触到了他人的生死观，也对自己的生死有所思考，所以能够对自己所处的境遇保持一定的距离，客观冷静地对待。幸好发现较早，治疗及时，3 个月后我就回到了原来的工作岗位。

我边工作边接受放射治疗，但很快就遇到了严酷的现实问题——周围的人对癌症的无知与不理解。原因不明的癌症引发了很多传言，"年纪轻癌症发展得也快，很快就会不行了"，"肯定是个酒鬼"（其实我完全不喝酒），"住的是 K 医院的 8 层病房，没有多少时间了"，最后被宣布"你已经没法专心工作了，换个地方吧"。幸亏有良知的同事帮助阻止了此事，但我得癌症的事情也渐渐被隐藏起来，变得说也不能说，觉得自己在工作单位成了个无用之人。

对于正处在职业上升期的中青年癌症患者来说，他们要面临的不仅有来自工作场所的不理解，还有来自社会的各种歧视和偏见。患病后，他们要同时面对治疗问题和社会问题。厚生劳动省的调查结果表明，（在日本）癌症患者中每三人中有一人失去了工作，有 4% 的人甚至因为患癌直接被解雇。这是非常沉重的事实。

之后在很多人的帮助下，我又制作了几期有关癌症的报道。一次在采访美国芝加哥大学新药临床试验现场时，遇到了一位准备把最后的希望寄托于新药的患者。他的话让我至今难忘："我自己可能没有多少时间了，但如果我的临床数据能为其他患者带来希望的话，我会很高兴地奔向主所在的地方。"他愉快地对我侃侃而谈。

【 通过癌症认识到自己的使命 】

目前癌症医疗的重点在于推广"缓和医疗"（又称"姑息治疗"[3]）。通过医务工作者的努力，心灵方面的安宁疗护也得到推广，但几乎都在医院内部。对于一边工作一边在家接受癌症治疗的患者来说，如何得到专业的心灵方面的呵护呢？在采访圣学院大学的窪寺俊之先生时，他向我推荐了樋野先生的癌症哲学门诊。在得知埼玉县新座志木的浸礼教会在开展这项活动后，我便以个人名义开始参加。

来到会场，便立刻感到这是以"对话"和"共鸣"为主体的活动，而不是单方向的"教授"和"治疗"。癌症哲学门诊的主人公是患者自身。在大多数情况下，患者能谈话的对象只有医生和亲友，或者根本没有合适的对象，所以倍感孤独。在电视栏目参访中，我遇到很多即使有谈话对象，仍然无法安然度过人生最终阶段的患者。他们执拗于自己的社会经济地位以及与他人幸福程度的比较，被放逐在绝望与自责中。这也折射出宗教被淡化的日本社会整体的困惑。

宗教，不论是哪种宗教，都有明确的涵盖人生意义以及生死观的内容。现在的日本社会恰恰缺乏这样的指南。樋野教授在癌症哲学门诊中把《圣经》的箴言当作人类长期的智慧传授给患者。教授曾说："为什么会得癌症？一定还有不一样的角度去看待。无论是谁，人的生命都是尊贵的、有价值的。"相信很多患者通过对话和思考会逐渐明确什么是现在应该做的事情。患者家属也会从"为什么会落在对我最重要的人身上？为什么偏偏是我的家人？"这样的怨恨中挣脱出来，从不同的角度对待癌症。这也许会帮助他们缓解孤独感与悲痛的心情。

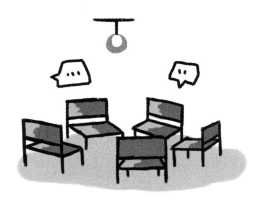

　　樋野教授在一次谈话时不经意地对我说："你得癌症，也一定有一些意义。"我不禁为之一振。对于我个人来言，这是不幸的经历，但作为一个媒体人，我开始努力通过电视栏目消除社会对于癌症患者的偏见与误解。某种意义上说，患癌让我找到了"使命"。

樋野教授的赠语

在职场上争取理解

　　现在越来越多的年轻人罹患癌症。虽然社会各个方面都在努力应对，但情况仍然无法令人十分满意。很多患者被迫处于与各种偏见和误解做斗争的境遇。因为怕被周围的人看到，有些患者甚至避开身边的医疗沙龙，宁愿去远的地方。为什么会得癌症？其实不必执拗于患癌本身，而应把它当作重新面对自己的契机，就像酒井先生一样迎来人生的新天地。

作为"自己"而非"患者"生活

小池善（公益财团法人早稻田奉仕园职员）

东日本大地震半年之后的 2011 年 9 月，我被诊断为大肠癌。24 岁，3 期 B[4]。11 月做了大肠全摘除手术，之后接受了预防复发的抗癌药物治疗。由于药物的副作用，又得了消化道穿孔，不得不中途取消治疗。现在一边接受定期检查，一边努力像普通人一样生活。

【直面癌症的启示】

在摘除大肠半年之后的 2012 年 5 月，因为一个偶然的机会了解到癌症哲学门诊，并见到了樋野教授。手术、抗癌药物治疗等该做的都已经做完，当时的心情也已经比较平静。当得知癌症哲学门诊的存在时，我的第一反应是——要是早知道就好了！这就是我内心一直渴望的东西！

在我做手术的医院也设有癌症患者咨询中心。实际拜访之后，感到确实可以获得一些资讯，但也有很多遗憾。现在想来主要有两个原因。首先，当我讲到自己的焦虑时，听到的是"患者大都抱有类似的不安心理"的形式化的回答，感觉对方没有诚意面对自己的困惑。其次，也许我所希望得到的本来就不是在这样的咨询中心能得到的。

当时我所渴望的不仅是有关治疗方面的资讯，更是一点希望——面对癌症继续生活的希望。反复在头脑中想到的是，不管怎样今生都无法摆脱癌症的困扰了，哪怕是一点点启示，能帮助我积极地生活也好。我被心中的不安和焦虑所淹没。我渴望有一点启示，能将我还算理智的头脑和不知所措的心联系起来。

当得知樋野教授后，我开始参加在御茶水基督教中心（Ochanomizu Christian Center，OCC）举办的癌症哲学门诊·医疗沙龙。听了教授的演讲之后，大家分为几个小组边喝茶边分享各自的心得体会。这里面有患者，有医生和护士，也有教会的牧师和信徒。当听到医护人员谈及"在日常的工作中，深感对患者心理上的不安恐惧没有足够的回应"时，我反过来开始理解他们，被他们的话所激励。患者之间更是畅所欲言，彼此交流治疗的经历和内心的不安。当了解到其他患者家属的纠结心理之后，也对自己的家人加倍感激。

在分组的交谈中，我感到吐露不安之后带来的安心感，也感受到真实的自己被他人接受的喜悦。在医院的癌症咨询中心，我的身份只能是"患者"，而在这里，我能作为"自己"表达我对未来的不安和对死亡的恐惧。

【何时死去都不后悔】

樋野教授在著作中提到"癌症是让人思考死亡的疾病"。正如先生所言，自第一次参加癌症哲学门诊·医疗沙龙以来，一年已经过去了。对癌症，对死亡，我仍然抱着不安和恐惧。从被诊断为癌症起，没有一天不想到死亡。不管工作有多忙，不管与朋友在一起时多么快乐。没有，一天也没有。癌症与死亡像是被印刻在了我的脑海中，无法摆脱。

但是我的情绪渐渐发生了变化。从一味地想"什么时候会死"，转变为更多地想"我要积极地生活下去。这样无论什么时候死，我都不会后悔"。思考死亡让我看到了人生的各个侧面，更加感到自己的生命是被赋予的，是值得充分发挥的，是值得活的。我并不想美化患癌的经历，但因罹患癌症而得到的人生启示确实存在。我为之而喜悦。

大多数情况下癌症不会一瞬间夺去人的生命。也正因如此，对于如何接受癌症，如何与癌症共生，如何度过自己的一生，正如樋野教授所说，人们需要进行哲学的思考。

樋野教授的赠语

找到能谈话的场所

有些患者因为各种原因而中断了去癌症咨询中心或是病友会，并为此感到苦恼。对这些患者，我鼓励他们到处去看看还有没有其他场所可去。小池女士认识到自己"得病，但不是病人"。癌症哲学门诊·医疗沙龙希望继续成为不同处境、不同观念的人可以轻松谈话的场所。

因为悲伤，心灵得以丰盈

大弥佳寿子（东京都东村山癌症哲学门诊·医疗沙龙
代表）

初次见到"透过风貌阅读内心"的樋野教授是 2013 年，在一次医院举办的演讲会上。听到教授的演讲，马上觉得被刺到了痛处，脸上的表情一定很不自然。当然我并没有做什么坏事，只是当时正在接受乳腺癌治疗的我，常常扪心自问："为什么偏偏是我这么倒霉？"

【癌症告知的打击】

被诊断为癌症是在 1999 年，当时我随丈夫生活在中东卡塔尔的首都多哈。丈夫的工作需要频繁地出差海外，一家人难得团聚。当年我们决定带 8 岁和 4 岁的儿子一起从日本搬家到多哈常驻，生活总算安定了下来。一个偶然的机会发现胸部有肿块，在接受进一步检查时被诊断为乳腺癌。我当时的反应与其说是震惊还不如说是不敢相信。离开日本体检时不是说一切正常吗？！

比我更加茫然不知所措的是丈夫。他神情恍惚，开车回家的路上竟然把车开到了完全相反的方向。当我告诉他方向反了时，他才清醒过来，慢慢把车停在了路边。他深吸了一口气，像是想保持冷静。那一刻我感受到了丈夫诚挚的爱。

确诊之后我马上回国接受了手术和其他治疗。当一连串的治疗结束之后，主治医生说："你的乳腺癌属于早期，应该没问题，可以回多哈生活。"虽然心里仍感觉不安，但我相信医生，回到了多哈。从那以后我每隔半年回国做一次检查。这样平安无事地过了几年，直到全家从卡塔尔搬回日本，我又定期做了几次检查，却发现癌细胞已经转移到肺部。当时我深信已经痊愈，无法接受癌症转移这一事实。虽然病情得到控制，心情却持续低落。如论在做什么，不知不觉中就会落泪。

家人都很温柔地守候我。但每天早晨送他们出门，剩下我一个人后，脑海中就会不断地回旋"我还能活多久？将来怎么办？"这些问题。为了马上要考高中的大儿子和还在上小学 5 年级的小儿子，我打起精神去参加病友会、演讲会。为了正确了解病情，还参加了一些有关癌症知识的讲座。

在那里遇到了同样患有乳腺癌的 K—— 一位比我大一轮的长辈。我们谈得很投机，每天交换邮件，她的存在给了我巨大的鼓舞。在最痛苦的时候，她也能保持优雅和尊严。她是职业画家，直到病情恶化失去生命的前夕，她仍然倾心绘画。她是我生活中的长辈，也是我可以倾心交谈的病友。当失去她时，我心理完全失去了平衡，在焦急不安中继续寻找支撑点，直到遇到了癌症哲学。

【得病，但不是病人】

在与樋野教授的谈话中，他提到过"负负得正"。负能量的人通过与负能量的人交流沟通能一起变成正能量。

这听上去像是天方夜谭，其实是说与其执拗于为什么得病，不如转换视角，与他人一起思考如何度过余生。

从参加东京御茶水 OCC 的癌症哲学门诊·医疗沙龙开始，我陆续参加了在日本各地开展的活动。之后我有幸接触到樋野教授所热爱的新渡户稻造和内村鉴三的著作，加深了对癌症哲学的理解。在不断接触各种病友的人生悲喜剧之后，我决定在自己所居住的地区——（东京都）东村山市运营医疗沙龙。这难道还是那个在不安和恐惧中摇摆不定的我吗？连我自己都感到惊讶，竟然会做出这样的决定。

当然这并不是说我参与医疗沙龙的运营病情就会好转，也并不意味着我可以始终保持积极的心态。癌细胞转移至肺部已经十年了，病情时好时坏。每次遇到病情变化，我都与主治医生商量改换用药，再观察进展。但罹患癌症不是我靠个人努力就能改变的事实，而人生还要继续。我希望继续抱有"得病，但不是病人"的态度。因为悲伤，心灵得以丰盈。这是我从癌症哲学中得到的感悟。

"无论人生如何荆棘丛生，你都在一场被邀请的盛宴中。"

对于一直鼓励我的樋野教授，以及通过教授遇到的良师、益友、好书，我充满感激。

樋野教授的赠语

癌症哲学门诊的运营

日本各地的医疗沙龙很多是由像大弥女士这样的癌症患者及家属运营的。他们在参加医疗沙龙的活动中，慢慢成为其他患者的陪伴者。这不仅是同情，更是一种博爱，我称之为"伟大的多管闲事"。希望癌症哲学门诊·医疗沙龙能使更多的参与者感受到心灵的丰盈。

不能解决，至少可以缓解

上杉有希（东京御茶水医疗沙龙志愿者，护士）

第一次听说顺天堂医院有癌症哲学门诊是在 2011 年的 11 月。当时我已接受完抗癌药物治疗，回到护士的岗位上。教授在《关于癌症哲学门诊》[5] 一书中提到该门诊，但当时开设在顺天堂医院内的实验性门诊已经关闭，很遗憾。

【想到死，很焦虑】

被诊断为恶性淋巴瘤是在这之前的 2009 年 11 月。腹部发现了 20 厘米大的肿瘤，多处淋巴结肿大，癌细胞已经转移至骨髓。当时女儿高中 1 年级，儿子中学 3 年级。我已离异，我们这个单亲家庭该怎么办？对孩子未来的强烈不安让我甚至无暇对自己的癌症做出反应。

我患的是滤胞性淋巴瘤 [6]，是一种恶性程度较低发展较慢的疾病。但正因为癌细胞分裂缓慢、周期长，反而使抗癌药物效果不明显，很容易复发。在住院一个月接受抗癌药物治疗之后，继续往返医院和家里接受治疗。整个治疗耗时一年，但仍无法完全消除淋巴瘤。治疗期间由于效果不明显，病假时间越拖越长，心情焦虑，度日如年。虽然头脑是清醒的，但一旦感到不安，就控制不住自己，整日在网上收集各种信息。不愿外出，无法调整心情，无论是身体上还是精神上都极度痛苦。

2011 年 2 月底，带着主治医生"不知何时就会复发"的忠告，在休病假一年零三个月之后我回到了医院门诊部门继续做护士。一旦恢复工作，便意识到体力衰退的程度远远超出自己的想象。

有些烦恼是无法对孩子们说的。当时支持我的是在同一家医院接受治疗的患有同种癌症的病友。每到就诊日，大家便聚在一起聊病情的进展、工作的事情以及各种烦恼，互相鼓励、互相帮助。而其中一位病友病情竟然突然恶化，很快就去世了。她患的也是滤胞性淋巴瘤，按道理讲病情会发展得很缓慢，但她的病情的发展却像其他癌症一样快。眼看着她的去世，我又想到了自己的死。儿子正准备考大学，对孩子未来的不安和对死亡的畏惧使我恐慌。

正好是在这个时候，我再次在书店看到了樋野教授的书。把一本书都快翻烂了之后，我像抓住救命稻草一样申请参加了在东京御茶水 OCC 举办的癌症哲学门诊·医疗沙龙。那是 2013 年的 2 月。

【带孩子一起去医疗沙龙】

在医疗沙龙中，我把长期整理不清的情绪都说了出来。在小组的谈话中，我与其他患者朋友互相倾诉了一些无法向家人启齿的烦恼与恐惧。通过倾听他人的诉说，互相安慰，我获得了无法从电话咨询中得到的力量。从医疗沙龙出来时，感到心中的重负已经卸下，缝隙已经填满，又可以朝前看面向未来了。

"即便无法解决，至少可以缓解"，这是樋野教授开给我的哲理话语处方。即使无法改变罹患癌症的事实，无法改变环境，如果能够调节自己的情绪，便会生出继续努力的力量。在与癌症作斗争的日日夜夜，情绪起伏剧烈，焦虑与不安很容易积淀下来。每个月去医疗沙龙使我的情绪得到很大的纾解。

2013 年 4 月，癌症复发了。就在之前的 3 月份我刚刚失去了另一位病友。看到她的孩子时，我深切地意识到，在我死后我的孩子们同样需要心灵的安慰与支持。为了他们将来能得到抚慰，我下决心让他们知道癌症哲学门诊的存在，于是带他们一起来医疗沙龙。有一天我离开了，当他们痛苦难过的时候，他们可以到这里来。

那天我有机会单独和樋野教授进行了谈话。我告诉他："我很想回医院工作，作为护士把自己的体验转化为对病人更好的护理，但体力实在不支，非常遗憾。"教授很平静地给我开出了处方："那你不如加入医疗沙龙的运营。"之后我参加了志愿人员培训，又经过实际运营的实

践，成了御茶水 OCC 癌症哲学门诊·医疗沙龙的现场协
调员（facilitator）。

患癌之后我失去的东西很多，但也遇到了新的朋友，
获得了新的知识，得到了很多。虽然不能完全治愈，但今
后会继续在医疗沙龙工作，并将其作为我毕生的使命。

樋野教授的赠语

基于自己作为癌症患者的经历

来癌症哲学门诊参加活动，并不意味着疾病就会
治愈。但患者忧郁黯淡的表情总能得到一些舒缓。人的
烦恼，在对他人的诉说中"即使不能解决，也能得到缓
解"。上杉女士基于自己的经历，开设了癌症哲学门诊
的护士部门。她的爱与奋斗令人感动。

剩下的时间，夫妻共享人生盛宴

野田真弓（癌症哲学门诊in万座、多摩癌症哲学门诊·医疗沙龙参加者）

因为患癌我迎来了人生的最终乐章，但我从来没有像现在这样充实而充满爱地度过每一天。能拥有这样的幸福，是从遇到樋野教授和他的癌症哲学门诊开始的，为此我由衷地感谢樋野教授。

【反复不断地与病魔作斗争】

一切的开始要从4岁的时候说起。在右臀部发现了肉瘤，病名为硬纤维瘤[7]，一种在肌肉中生成的软组织肿瘤。这是一种复发性很高的肿瘤，反复手术后出现了行走障碍。初中、高中阶段疼痛加剧，夜里常常无法熟睡。醒来之后仍是无法忍耐的疼痛，很多次想到不如干脆去死。

遇到现在的丈夫是在21岁时。他接受了我的疾病、我的行走障碍，以及多次手术后留下的疤痕。23 岁时结婚，很快儿子出生。但病情发展的势头并没有丝毫减弱，不断地手术不断地复发。37 岁时被诊断为子宫癌，手术切除了子宫、卵巢以及相应的淋巴结。

2012 年 4 月，45 岁的时候，出现严重的贫血和腹痛。当时的检查结果为"腹膜播种"。所谓"腹膜播种"是指癌细胞在腹部像播种一样大面积扩散。当听到医生说出这个名词的时候，我惊讶得说不出话来，意识到死亡已经临近。当天晚上我和丈夫抱头痛哭直到天明，当时的情景至今仍历历在目。

手术后切除组织的病理检查结果为"腹膜间皮瘤"。医生说几乎没有痊愈的可能性，我再次深切地意识到死亡的逼近。就在我怀着随时可能离世的心情艰难度日时，遇到了樋野教授和他的癌症哲学门诊。

【"死"到"生"的转换】

与樋野教授的相遇非常偶然。我是一个拥有"温泉专家"[8]证书的温泉爱好者。手术后的一天在群马县的万座温泉日进馆进行疗养，在那里偶然看到当天即将开设"癌症哲学门诊"的介绍。在与樋野教授的谈话中，深深地被他温暖的包容力和直入人心的话语所感染。教授送给我的话语处方是："与其期待人生，不如成为被人生所期待的存在。"

生活在"死"的阴影下的我，从那时起开始期望"生"，挑战教授所说的"天寿癌"（患癌但得以颐养天年）。正如教授所说，"即使八方受阻，头顶仍有一片天空"，我感到上方有一片空间开始打开。剩下的时间，我希望能成为"被人生所期待的存在"，以配得上人生最终乐章的积极态度贯穿始终。可以说，我是被樋野教授的话语处方拯救的。

自从遇到癌症哲学门诊，我开始从内心真正接受了癌症。樋野教授还说过："人生的最终目的是品性的完成。"今后我希望与癌症共生，诚实地生活，完成自己所能达到的品性。

现在我同时参加在群马县万座温泉以及东京都多摩市绿色生活中心举办的癌症哲学门诊。其中万座温泉日进馆是一所海拔 1 800 米、自然环境优美的高效能温泉旅馆，有很多客人因其温泉的质量慕名而来。多摩市绿色生活中心则拥有大型花园，种有多种药用食用植物，四季鲜花盛开，绿色环绕。

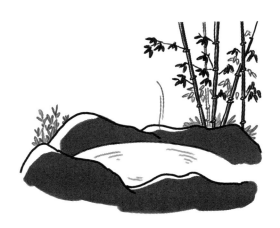

医疗沙龙的工作人员每次总是热情地接待我。绝望的时候，悲伤的时候，一想到这个医疗沙龙的存在，想到那些陪伴我们的工作人员就倍感安慰。

现在我迎来了人生更大的挑战。一直支持我的丈夫刚过 50 岁生日便因脑梗塞倒下了。樋野教授曾说："人生荆棘丛生，但也是一场被邀请的盛宴。"我的人生荆棘密布，但我准备和丈夫一起共享这场盛宴。

樋野教授的赠语

如何度过今生？

从小就不得不面对死亡的野田女士，现在准备挑战"天寿癌"。从她的身上我看到了什么是真正的强者。"即使明天世界就要消亡，今天我也要浇灌生命之花。"人的品格与性情直到生命尽头也不会消散。思考现在自己能做的事情，并一直做下去。

三重力量

安乐洋子（东京御茶水医疗沙龙参加者，护士）

【感叹命运的日子】

我母亲曾患乳腺癌，终日挣扎在手术后伤口的疼痛与内心强烈的不安中。当这一切超过了她能忍受的极限后，她自杀了，那年我 24 岁。我无力真正面对，将母亲的去世隐藏在了内心深处。如果不这样，我担心自己会崩溃。

母亲去世后，为照顾父亲，我搬去和他同住。父亲又不断患病，照顾他的生活使我自己也疲惫不堪。一边做着护士的工作，一边尽力照顾父亲，直到他去世。那是 2013 年的 9 月。在我无论是精神上还是身体上都还没能恢复的情况下，12 月，我也被诊断为癌症。深切感受到人生真是苦难重重。

母亲家姐妹 5 人中，包括母亲在内的 3 人都患有乳腺癌，我一直担心有一天自己也会得。2011 年在地区的医院接受乳腺检查时发现可疑，后又去专门的医院做了精密检查，当时结果为良性。接下来我每年都在自己毕业的医科大学附属医院做定期检查。2013 年 12 月，发现了可疑部位，乳房组织活检的结果，是恶性。

经常听其他患者说："被宣告为癌症时脑中一片空白。"我当时的反应很复杂，好像是别人的事情，脑子里想到的是"知道这一天终究会来的"。肿块只有 7 毫米，属于早期发现。现在想来应该感到幸运，但当时完全没有这样的想法。

2014 年我做了左乳房保留手术，之后接受了放射治疗和激素治疗。放射性治疗使皮肤大面积烧灼，胸部疼痛，甚至无法穿内衣。想到从此再也无法去喜爱的运动俱乐部和温泉了，忍不住落泪。在接受激素治疗时，医生告诉我，我今生将无法怀孕生子。虽然到目前为止没有生育的愿望，但从此失去了作为女性的生育能力，还是让我无法接受。

从精神科领取了抗抑郁药和安眠药，但夜里仍然无法入睡。"自己也一定会像母亲一样在痛苦中度过","从此可能再也无法从事护士工作了",这些困惑笼罩着我,每天都在感叹自己的命运。"想逃离这个苦海","想从这个世界消失",这些念头开始整日占据我的头脑,渐渐无法一个人生活,最后住进了医院的精神科。

25 年来我在医院从事护士工作,希望能够陪伴在患者身旁,分担他们的痛苦,自认为拥有丰富的医学知识和经验。但当自己被诊断为癌症后,仍然被恐惧与焦虑所冲击,所积累的职业经验、技能,作为护士的社会身份都在瞬间轰然崩塌。

【第一次敞开心扉】

一次在药店偶然看到放在那里的一份宣传单,是关于癌症哲学门诊·医疗沙龙的介绍。2014 年 7 月我参加了神奈川县新百合丘的医疗沙龙。从那以后,又陆续参加了在东京都和千叶县举办的活动。从樋野教授的演讲以及同其他患者、志愿人员的对话中，深感自己终于找到了一直在寻找的地方。

恨不得从世界上消失的我，长期以来一直生活在负面的情绪中。现在我意识到自己拥有了三重力量——作为癌症患者，曾经患者的家属，以及一名护士。我可以发挥自己的力量把癌症哲学的思想运用到护理工作中。我第一次为自己感到骄傲。

虽然经历了漫长的岁月，但我终于找到了能接纳我全部痛苦的地方，也第一次有勇气面对自己尘封的记忆和所有的过去。今天我生活在这里，真是一个奇迹。患病的经历使我认识到，爱惜自己也就是爱惜他人。从前的我没有好好爱惜自己。从现在开始，我希望告诉更多的患者，即使一度处于绝望和黑暗之中，总有一天你会自己照亮周围的黑暗，重燃生活的勇气。

樋野教授的赠语

从负面到正面

有很多人被家庭成员间的人际关系困扰着，如何疏解非常重要。对正在面临家庭问题，自己又被诊断为癌症而失去生活勇气的人，我常对他们说："去找找我周围比你更困难的人。"负负得正，彼此都能从对方身上发现勇气，有所领悟。安乐女士意识到了她原本就拥有的力量。

降低癌症在生活中的优先程度

小林真弓（东京都东久留米癌症哲学门诊·医疗沙龙志愿者，公司职员）

【"缓解"只是癌症治疗的开始】

2008 年 5 月，我因为肠梗阻被救护车送进了医院。之前身体状况一直不好，但当时银行的工作繁忙，周末加上月底，有很多事情需要处理，没顾上马上去医院。等工作总算告一段落，赶到附近诊所时发现病情危急，马上就被救护车送进了医院，当天深夜就接受了紧急手术。手术进行顺利，但在术后的病理检查中被确诊为恶性淋巴瘤——弥漫性大 B 细胞淋巴瘤[9]。幸运的是，这是一种抗癌药物疗效比较明显的淋巴瘤。

手术后我住院接受抗癌药物治疗，出院后每三个星期来医院两天一晚继续接受治疗，一共八次。治疗比想象中的要痛苦。我接受的是一种叫作 R-CHOP 疗法[10]的化疗，其副作用是感觉整个身体像被拽向地心一样沉重。在接受治疗期间我没有精力考虑更远的事情，治疗的副作用本身已经难以承受，工作怎么办？家里怎么办？再加上要调整身体，准备下一轮治疗[11]。

治疗是在 12 月份结束的。一个月后检查结果表明，癌症已经得到缓解。当时主治医生问我："缓解之后还有维持疗法，要不要继续治疗？"维持疗法是为了预防癌症复发。本以为治疗已经结束，原来只是又一种治疗的开始。我曾以为"治疗结束 = 癌症缓解 = 治愈"，现在才明白，原来癌症是一种需要一生相伴的疾病！

事实上，即使在癌症得到缓解之后，身体状况也大不如前。被诊断为癌症时我 48 岁，正当家庭和事业最繁忙的时期。患病后，我相信脑力并没有减退，仍像从前一样努力工作，但常常感到力不从心。免疫力下降导致身体虚弱部位陆续出现各种症状。终于接受自己的身体变化是最近的事情，从被诊断为癌症起，已经四五年过去了。

【在工作之外找到人生的意义】

遇到樋野教授是在 2010 年 6 月东京大学的一次演讲会上。演讲结束后我见到了教授，当听说我住在所泽地区时，教授便邀请我去参加在东久留米开办的癌症哲学门诊·医疗沙龙。从那以后我一直定期参加活动，现在已经成为志愿人员参与运营。

上面提到癌症是一种终身相伴的疾病，治疗结束并不意味着就此痊愈。但癌症不是传染病，并不来自外部，而是生成于自己身体内部，因此需要与自己的身体妥协。

癌症得到缓解后，医生告诉我有 37% 的可能性会复发。这个统计上的平均数字，落到自己身上就是 100%。当时的我执拗于 37% 这个数字，情绪非常不稳定。樋野教授给我的心理处方是：降低癌症在生活中的优先程度。虽然我现在仍然无法将癌症从脑海中清除出去，但决心不再为"会不会复发"、"何时会复发"而困扰。这样的心理转变得益于与樋野教授的面谈，以及与其他患者及志愿者的交流。通过参加医疗沙龙，另一个重要的变化是，我开始关注自己之外的其他人。当然家人的支持也是很大的鼓励。

得病后，最让人难以接受的是看到整天穿着病号服的自己。我应该是化好妆穿上高跟鞋去上班的，不去工作的自己不是真实的自己。针对我的这一意识，樋野教授对我说："人生应该有两个支点，应在工作之外的私人生活中找到人生的另一个支点。"现在癌症哲学门诊·医疗沙龙就是我工作之外的支点。通过医疗沙龙的活动，我遇到了如果不得癌症也许永远不会遇到的人。与这些朋友的相遇相知使我的人生变得加倍开阔。

樋野教授的赠语

找回真正的自己

得病之后，由于无法像从前一样工作，很多患者会感到焦虑和压力。找到两个支点吧！即使离开工作岗位，即使得病，你仍然是你自己，并没有变化。得病之后仍然可以继续自己的人生。癌症哲学门诊·医疗沙龙在这里支持你们。

受益于良师、益友、善语

清水津江子（东京东村山癌症哲学门诊·医疗沙龙参加者，洗衣店店主）

【历练中遇到安慰】

2005 年 12 月，30 年前胸部肿块切除的部位出现硬化和凹陷。我随即做了乳腺癌的检查，结果是需要复查做进一步的检测。医生介绍我去有乳腺专科的医院，并在那里做了活体细胞检查，结果确认是乳腺癌。第二年做了右乳房全摘除手术。遗憾的是，当时癌细胞已经扩散，星星点点地布满右肺。

当主治医生做自我介绍说"我叫西莲寺隆之"时，我觉得他有些面熟，便问他："先生您是住在久米川吗?"医生说："是呀!"我赶忙回答："我经营一家洗衣店，您是不是常来店里?"原来我的主治医生是我洗衣店的客户。非常幸运，主治医生家离我家很近。出院后我开始接受抗癌药物治疗，西莲寺医生总是顺路到洗衣店来询问我的病情。在路上碰到其他病人，他也总是热情问候，是一位非常受人尊敬的医生。

2008年6月，在一次复查时发现癌症在右肺复发，马上做了内视镜手术，出院后继续接受抗癌药物治疗。不幸的是，就在开始抗癌药物治疗的第二天，因为车祸，我失去了唯一的女儿，年仅34岁。我流产三次终于怀孕生下的女儿，我唯一的女儿！她留下两个孩子，哥哥7岁，弟弟5岁。在那个时候，西莲寺医生对我说："不用担心，我会代替你女儿关照你的治疗情况。"现在我能心情平静地生活，多亏了西莲寺医生的照顾，以及客户、朋友们的关心，我从心里感谢他们。

2010年5月，癌症在左肺复发。紧接着2012年5月，右肺一处、左肺两处复发。那时西莲寺医生已经转到清濑的信爱医院工作。本想跟着西莲寺医生转院，但他那里不能进行抗癌药物治疗，因此我只好留在做手术的医院继续接受治疗，直到现在。

自从得乳腺癌以来，我在洗衣店墙上张贴了自己的病名以及治疗经历，建议客户积极进行癌症筛查，并加入相关保险。希望他们不要像我一样发现得太晚，也不要像我看到的其他患者那样由于没有保险而无力承担高额的医疗费。到目前为止已经陆续有 7 位客户不幸被诊断为癌症。在我的客户中，有癌症患者，有患者家属，也有因为癌症失去儿子、女儿的老人。大家有共同的话题，一起分担悲伤，一起哭、一起笑。

【良性的"癌症"和良好的"多管闲事"】

知道癌症哲学门诊·医疗沙龙是通过洗衣店的一位客户，也就是参与了本书写作的大弥佳寿子。她告知我在东村山地区也将开办医疗沙龙。2014 年 8 月，在其纪念典礼上我见到了樋野教授。

樋野教授在演讲中提到，无关疾病，影响人生的有三大要素——良师、益友、好书。对于我来说，西莲寺医生是我的良师。先生总是安慰说"没问题"，他的话不知救了多少患者，真是"良言胜于药物"。抱着让更多的患者能接触到优秀医生的愿望，我恳请西莲寺先生到医疗沙龙来演讲，他欣然应允。在接受抗癌药物治疗时曾帮助过我的两位护士也应邀来做了演讲。

现在我有两位一起接受治疗的病友，她们都已经两次被通知只有很短的预期生存时间，但我们在一起时仍然谈笑风生，看不出是晚期癌症患者。我每次去医院接受药物治疗的时候也会去住院病房看望其他病友。有一天，一位年轻病友说："阿姨的癌症真是'好'的癌症，总是有药可治。"是的，经历过多次复发的我总习惯性地说："很幸运，有药可治。"我的药是：良师、益友、善语。

看到我如此喜欢"多管闲事"，经大弥女士推荐，樋野教授给我颁发了"伟大的多管闲事综合征"证书！[13] 证书由"樋野KANZO俱乐部＆新渡户稻造学校"颁发。认定的条件是拥有（1）闲暇的风貌；（2）伟大的"多管闲事"的精神；（3）英明决断与迅速付诸行动的能力。但愿我能不辜负这张证书，使更多的人能重新露出笑容。

看到这篇文章的朋友，快去接受癌症检查！（笑）

樋野教授的赠语

与他人的相遇是人生的至宝，即使病倒在床

清水女士在治疗过程中遇到了优秀的医生和同甘共苦的病友。他们之间温暖的友谊被清水女士称为"良药"，让人深切感受到一个人通过与他人的交往而获得安慰。即使得病，与他人的相遇相知仍是人生的至宝。为了新的友谊，重要的是不必在意他人对自己的评价，首先从自己做起，信赖他人，主动接近他人。

降低癌症的优先程度，尽享老年生活

小林教男（东京都东久留米癌症哲学门诊·医疗沙龙志愿者，退休老人）

我今年 82 岁，已经退休 22 年。78 岁以前，我身体一直健康。冬天滑雪，夏天游泳、登山，秋天到海外徒步旅行，尽情享受着老来的春天。

2011 年 6 月，我因突发心力衰竭而住院，4 天后通过导管做了心脏手术。幸好手术成功，术后我经常散步，努力恢复身体。恢复期间正好所在的市在宣传进行大肠癌的筛查，我便去做了检查，结果发现是癌症，而且肿瘤已经有四五厘米。距离心脏手术结束还不到 3 个月，这回是大肠癌。

手术后，医生说属于相对初期阶段，没有发现淋巴系统的转移，出院后可以正常生活。我正感庆幸，却在第二次例行检查时，发现癌细胞已经转移到肝脏。我看着图片，惊讶得无法开口。"两三厘米大的肿瘤已经有 8 处之多"，"3处以上无法做手术"，"也没有有效的药物"，医生的话一句接一句，不知道还有没有比这更严重的情况。

我头脑一片混乱，唯一能问医生的就是："其他同样症状的患者是怎么办的?"医生说："不治，维持现状……"

【尝试各种治疗方案】

本来以为渐渐好转，却又突然好像被判了死刑。整整两天我没有气力做任何事，死亡的阴影笼罩着我整个身心。第一次检查时说有所好转，难道那都是谎言? 想到这，我愤怒不已。但转移扩散是无法否定的事实，不能依赖他人，只能靠自己调查研究。

我开始在网上和书中查询各家医院的治疗方案以及成功的案例，其中最吸引人的是"射频消融"[14] 疗法。于是我马上请医生把我介绍到能做射频消融手术的医院，并接受了手术。医生建议我术后继续接受抗癌药物治疗，但我暂时拒绝了。不料半年后又发现了新的转移，紧接着做了第二次射频消融手术。这次我听从医生的建议，之后开始接受抗癌药物治疗。药物有强烈的副作用，我因此得了间质性肺炎[15]，并不得不中断了药物治疗。

这期间，我只要听说有良方就会去试，托朋友介绍还去中国做过治疗。每周坚持游泳，听说听莫扎特的音乐对治疗癌症有帮助，就每天听莫扎特。喝过胡萝卜汁，试过全身温热疗法。但不管什么方法，肿瘤的标志性数据都只升不降。

虽然严峻的状况一直在持续，但我并没有被癌症完全控制住。生性乐观喜欢运动的我，大肠手术 3 个月后就去滑了雪。去年接受治疗期间，又见缝插针去滑了 4 次雪。

【遇到癌症哲学门诊】

通过本地的杂志得知东久留米市有癌症哲学门诊，便马上报名参加了。首先感到惊讶的是来参加的患者所患癌症的种类之多。樋野教授说，目前有明确名称的癌症就超过 109 种。第一次听说有这么多种癌症，很是吃惊。教授还说"要降低癌症在生活中的优先程度"，一下子说到了我的心里。

（2016 年）1 月 7 号本来应该是去医院接受药物化疗的日子，我却申请了延期，去滑了今年第一场雪。教授说"得病，但不是病人"。滑雪的过程中，不要说忘记自己是"病人"，就连"癌症"也忘记了。我又尝试自己擀面制作乌冬面，按照新的菜谱制作各色美食，让癌症在生活中的比重一降再降。

最近，当我享受滑雪的乐趣时，总联想到身上的癌细胞可能也跟我一起快乐着。我顺便给癌细胞取了个名字。据说对于挑战"天寿癌"的患者来说，这是准备和癌细胞共同生存到底的标志。我给癌细胞取名叫"桃桃"，象征桃色的、弱小的肿瘤细胞。

我曾经认为死后的世界跟自己无关，现在却开始关注心灵，思考有关灵魂的问题。医院、医疗沙龙中病友们积极挑战病魔的态度给了我莫大的鼓舞。

樋野教授的赠语

人生荆棘丛生，同时也是一场盛宴

心力衰竭，癌症，肺炎。身患三种重病的小林先生。一般患者大都难以承受病重的苦难，他却坚持滑雪，还挑战厨艺。这让我想起《圣经》中的一句箴言："困苦人的日子都是愁苦，心中欢畅的，常享丰筵。"[16] 正因为走在一条布满荆棘的路上，才应该怀有去赴盛宴的心情，使人生更加丰盈。

受助于周围的善意

角田万木（东京池袋癌症哲学门诊·回家途中 Café 志愿者）

【通过疾病认识的朋友】

刚知道得病的时候，我恐惧不安，除了疾病之外没有气力考虑其他的事情，但身边一直有很多人帮助我。无论多小的事情都耐心倾听的主治医生；最早发现我的癌症，之后又一直鼓励我的本地诊所的医生；一直支持我的朋友们；守候在我身旁的丈夫；得病之后遇到的新的朋友。感谢他们的存在，使我得以一步步向前。

得病当然不是什么好事，但也不全是坏事。

最早感到身体不适是在 2013 年的 3 月，体重突然增加了 5 公斤。之前食欲特别旺盛，一次可以吃两个人的分量。随之而来的是完全没有食欲，出现尿频和腹泻。腹部膨胀，感觉肯定有问题。当时已经快到 5 月份的黄金周。

黄金周假期结束后马上找医院，5月下旬通过朋友介绍到本地的一家诊所就诊。检查结果发现，原本应该只有拇指大小的卵巢已经膨胀到20厘米左右。之后到推荐的大学附属医院接受精密检查，结果为卵巢癌。我是后来才知道的，卵巢癌患者多数没有自觉症状，发现时癌症一般都已经发展到一定的阶段，所以卵巢癌又被称为"沉默的杀手"。

在腹部水肿的情况下等待了将近一个月，终于在6月下旬做了手术，共耗时6个小时15分钟。病灶摘除手术很成功，并且术后恢复良好，我不禁感叹人体的恢复功能。当体力逐渐恢复后，主治医生说要追加实施抗癌药物治疗，共6次。

20岁时，因为癌症我失去了母亲，当时眼看着母亲因为药物的副作用而痛苦不堪。如果治疗的副作用会严重到使头发全部脱光，我不明白这到底有什么意义。但癌症很恐怖，所以虽然犹豫，我还是决定接受药物治疗。幸好这次药物的副作用不是很强，但次数多了还是很痛苦，精神上也受到打击。随后的病理检查又发现癌症已经转移到淋巴结，5 年预期生存率只有 30%。在去医院接受治疗的时候，我常想干脆从楼上直接跳下去。

在最痛苦的时候，像抓住救命稻草一样，我碰到了一位临床心理医生。她建议我去品香沙龙，就当"换换心情"。之后我又参加了化妆课、美甲课，以及癌症知识讲座。通过和这位临床心理医生的交谈，我发现自己其实很想与其他癌症患者成为朋友，但因为生性腼腆，从来没有勇气去参加病友会之类的组织。住院期间住的 4 人房间，也用帘子隔开，没有什么机会和其他病友说话。

就当治疗接近尾声准备出院的时候，在医院的告示板上看到了有关东久留米癌症哲学门诊 5 周年纪念活动的介绍。想到不光是我自己，我去世之后丈夫也需要一个能得到心理安慰的地方，于是出院后我马上报名参加了活动。

【属于我的地方】

第一次参加癌症哲学门诊时，由组织人员安排与樋野教授进行了面谈，之后感觉心理上放松了很多。因为想听教授的演讲，后来我定期去参加活动。与其他患者的谈话也使我受益匪浅。每个月去哲学门诊成了生活中的期盼，我终于开始有了属于自己的地方。

药物治疗结束之后一直担心复发。受治疗的影响，关节开始疼痛，身体其他部位也有不适，整体状况一直不好。但每次来医疗沙龙，这里的工作人员总是热情接待，心想等自己体力恢复了，也来这里做志愿者。后来又参加了在其他地区举行的医疗沙龙，并得知其中的"池袋癌症哲学门诊·回家途中 Café"正在募集志愿者，便下决心应征加入医疗沙龙的运营，希望以自己的经历帮助其他癌症患者。

得病曾一度使我止步不前。樋野教授那时对我说："你得了病，但不是病人。"将来我也要继续向前看。

樋野教授的赠语

生命期限的不确定性

角田女士曾经因为卵巢癌预后不佳而失去了生活的希望。对于失去希望的患者，我想要对他们说，生命的期限是不确定的。预后与实际情况的吻合性，统计上在70%左右，不需要被预后的数字所左右。在癌症哲学门诊中，有被诊断预后只有3个月，10年之后仍然生存的患者。生命是现在的这个瞬间，不必考虑期限，找到每一天中自己的意义，一天一天地生活下去。

癌细胞中溢满的爱

沼田千贺子（癌症哲学学校in神户·医疗沙龙代表，神户药科大学教师、药剂师）

【面对自己，与癌症对话】

我是一名药剂师。二十多年来，一直从事癌症治疗工作，并因此一直在思考"人为什么会得癌症？癌症有存在的理由吗？癌症应该是斗争的对象吗？"等问题。没想到这次自己被诊断为乳腺癌。发现时肿瘤很小，如果只是肿瘤本应可以做乳房保留手术，但我的情况是乳头上有像痣一样的异物，分布有伴随分泌物的湿疹。这是一种特殊的乳腺癌——乳腺佩吉特病[17]。医生建议做左乳房全摘除手术。这完全出乎我的意料，令我非常困惑，难以接受。冷静下来后我想，得病也许是命运在向我传达某种信号。我决定与癌症对话，直到找到答案为止。

三十多岁时我认识了一位美国印第安人，他是孩子们夏令营的领队。他向我介绍了印第安人传统的成人礼——寻找意义（Vision Quest）。这是男孩子到 13 岁左右进行的一种成人仪式，三天三夜独自进入森林与自己对话，思考自己的责任与人生的意义。

我认识一位在日本组织类似活动的朋友，便和他联系参加了活动。我把埋藏在内心的种种情绪一一拿出，冷静剖析，然后试着一一放手。在不断重复的过程中，感到被压抑的内心开始有了一个比较舒展的空间。一起参加活动的同伴们听我诉说了内心的迷惘与苦闷，他们给了我继续生活下去的勇气。

有一天，我突然感到体内热流涌动，心中充满无比的感激，不禁用手捂住胸口，眼前闪现出一个又一个支持我的朋友们的脸庞。"对！这就是从癌细胞中溢出来的爱！"我自己也吃了一惊。这次的体验成为我后来通过癌症哲学门诊遇到更多朋友的契机。

当我冷静下来能够面对癌症以后，果断地做了切除手术，并开始接受抗癌药物治疗。没想到治疗后出现了恶心、发烧、疲倦感等副作用，第一次亲身体会到了抗癌药物治疗的痛苦。这么多年来，自己作为药剂师一直指导癌症患者用药，现在想来对患者没有足够地关心，只是程序性地解释了用药的注意事项，为此我进行了深刻反省。

【最好的抗癌药物】

如果能从哲学的角度看待癌症，也许能积极地进行癌症治疗。正在思考这个问题的时候，有机会拜读了樋野教授的著作。教授从病理学的角度，从癌症的发生、成长中抽取其哲学意义，并思考人生最根本的问题。教授的思想以及他所推广的癌症哲学门诊引起我强烈的共鸣，于是恳请教授同意我在自己所属的大学（神户药科大学）开展类似的活动。2014 年 8 月"癌症哲学学校 in 神户·医疗沙龙"诞生。之所以称之为"学校"而不是"门诊"，是因为会场选在神户药科大学内，用"学校"做名字比较合适。希望它成为大家互相学习交流的一个场所。

被诊断为癌症后，很多人失去了生活的希望。有人问樋野教授："为什么我还要活下去？"教授说："因为你还有一定要做的事情。"人如果能看到自己的责任，就有活下去的勇气，就能实现癌症哲学所提倡的"得病，但不是病人"的理念。

我通过与他人的对话获得了勇气，也希望更多患者通过这所癌症哲学学校找到自己在社会中的位置，迈出新的一步。那些经历过癌症、活出自己的人，能用他们积极的态度感染周围的人群，并进而改变目前日本封闭压抑的社会状况。

今年是我被诊断为癌症后的第十年。感谢周围人的厚爱，至今癌症没有复发。大家一般都认为癌症是应该被诅咒的。价值观因人而异，以我个人的经历而言，正是因为癌症使我找到了真正的自己。与得病前的自己相比，现在的我更加充满活力。

癌症在某种意义上说是一种慢性疾病，长期的生活习惯对癌症的形成有很大的影响。但是要改变已经形成的生活习惯是困难的。在不得不面对癌症的时候，如果有人能倾听自己的诉说，能看到先期患者积极的人生态度，就一定能感受到巨大的力量和希望。参加医疗沙龙的很多患者及家属都带着笑容回家。

　　如果笑容有一天能使癌症消失，那岂不是没有副作用的最好的抗癌药物？让更多的患者和家人拥有笑容就是我现在的梦想。

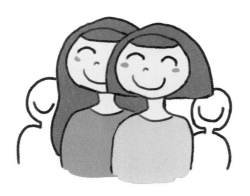

樋野教授的赠语

患癌是历练自身的机会

沼田女士从患癌开始直面自己，为此我十分感动。人们常说"与癌症斗争"，其实，与"癌症"斗争应该是医生的工作，患者需要面对的是"自我"。面对癌症所带来的不安与恐惧是孤独的，但同时也给了患者一个重新审视自我的机会。在这个不断反省和思考的过程中，如果患者能够找到人生的目标，他们便会积极地对待癌症，并为他人开始有效的行动。可以说，癌症给了患者一个自我成长的绝好机会。

弥合医患间的隔阂

堀场优树（东京浅草癌症哲学门诊、银座癌症哲学门诊·医疗沙龙参加者，神奈川县平塚市民医院泌尿科医生、姑息治疗内科医生）

【从告知癌症的一方变为被告知的一方】

"是癌症。"

这一瞬间终于来到了。30年来，作为一名泌尿科医生我一直奋斗在第一线，自认为能非常冷静地处理各种病症。但当听到自己的病理分析结果时，我还是感到心像被针扎了一样。现在都还记得，同事们看到我的表情，慌忙向我冲过来时的样子。作为医生我诊断过几百位癌症患者，也向他们多次解释过病理诊断的结果。现在轮到自己，才明白被诊断为癌症是如此巨大的冲击。深切感受到身心动摇，不知所措。

喉咙深处和颈部出现不适是在两年前的秋天。喉咙感到像被鱼骨刺痛，去耳鼻喉科就诊，几天后就听到了上面所说的诊断结果——口咽癌[18]，并已转移至颈部淋巴结。家里的事情、工作上的事情，开始在脑海中不断盘旋。马上打了电话给妻子。与我的动摇、惊慌失措相比，妻子非常冷静。她只对我说了一句话："考虑一下从现在开始最想做的事情。"随后我接受了放射治疗以及对癌细胞进行准确攻击的分子靶向药物治疗。经过两个月的住院治疗以及出院后一个月的在家疗养，我回到了工作岗位上。

就是在那个时期我在杂志上看到介绍樋野教授的文章，了解到癌症哲学门诊，于是马上赶到位于（东京）浅草的门诊，见到了樋野教授。从那以后，我追随先生参加了各地举办的哲学门诊以及演讲会，深切体会到先生所倡导的"得病，但不是病人"的理念，开始酝酿自己也加入先生的行列，参与开办癌症哲学门诊。

但很快癌症便复发了，这次我做了手术。手术之前被告知以后饮食、说话都将受到一定程度的影响。尽管这样，手术后两个星期我就回到了原来的工作岗位上。真心感谢所有支持我的同事、朋友和家人。我尽量缓慢地说话，不方便的时候采用笔谈，仍继续着日常的工作，照常做手术和出诊。一直以来希望开展姑息治疗。因为有了自己的经历后，更能理解晚期癌症患者的疾病以及心理状态，准备今后在医疗中积极开展。

2014 年 11 月，手术半年后的复查时发现癌症已经转移到肺部的两侧。有些不可思议的是这次我很镇定，没有像以前一样感到巨大的冲击。因为希望能继续工作，所以综合考虑后，申请了抗癌药物治疗。经过六次的治疗，诊断结果为肿瘤在治疗前期有所缩小，后又继续增大。如果可能的话，我准备接受肺部手术。

【深受医疗沙龙的支持】

通过癌症哲学门诊，我认识了各种各样的患者，了解到他们的经历，接触到他们的想法。很多人都比我想象得乐观向上。他们没时间消沉，我从他们身上看到了活力、

你 / 不 / 是 / 病 / 人

勇气和希望。

　　同时我也听到了很多患者对现有医疗的不满和严肃的意见。我的职业是一名医生，所以有意无意地会站在医疗提供方一侧，解释说很多都是误解。但作为患者，我能够感受到患者的脆弱，以及精神上的痛苦与绝望。这让我意识到也许我能够站在医疗以及患者双方的角度上弥合中间的隔阂。

　　过去的一年半，我经历了很多。一直在身旁支持我的是家人、同事、病友和大学时代的同学们。得病之后的不安和恐惧，也通过和癌症哲学门诊的朋友们的谈话得到了缓解。对所有的一切，唯一能说的是"感谢"。人生这场戏剧马上就要进入最高潮。我该怎么演？是想想不同场景、不同可能性的时候了。

　　因为快要没有机会了，所以想重温。贪婪地舔食香甜的冰激凌，大口咀嚼美味的咕咾肉，痛饮整扎生啤酒，热情地唱歌，尽情地演奏萨克斯灵魂音乐。想每周一次下班后去箱根的温泉泡一泡，想探究一下那些没去过的神秘温泉，还想在湘南[19]开办癌症哲学门诊，并通过姑息治疗安慰更多的患者，哪怕是多一个人。非常期待！

 樋野教授的赠语

创造一个能互相诉说烦恼的场所

同为医生，我为从患者角度重新审视医护人员从业态度的堀场先生而感动不已。目前癌症医疗的问题是，患者没有一个能畅所欲言的地方。看到主治医生忙忙碌碌，患者感觉不应该多说以免增加医生的工作。如何关怀和安慰患者的心理是癌症医疗的当务之急。我希望通过癌症哲学门诊继续为患者提供一个可以畅所欲言的场所。

无法诉说与无法倾听的情绪

楠章子（癌症哲学门诊·城市中的医疗沙龙in埼玉参加者）

我是一名多年在儿科从事医疗行政工作的管理人员。母亲在怀我的时候被诊断为乳腺癌，之后转移到肺部，34岁的时候留下三个孩子离开了人世，当时我只有1岁。一直觉得有一天癌症会降临到自己身上，50岁的时候终于变成了现实。在左胸上发现的肿块被诊断为癌症。

第一次亲身感受到了留下三个年幼的孩子过世的母亲的心情，以及父亲身为心肺专业的医生却对母亲的乳腺癌转移至肺部无能为力的心情。被诊断为癌症的时候，父亲已经离开了人世。我有很多问题想请教他，却已经没有机会了。但我同时也感到欣慰，因为不用让父亲看到我得了和母亲同样的疾病。很遗憾一直以来我从未真正理解过我的父母。

【出乎意料的转移】

被诊断为乳腺癌以来，8年过去了。我和母亲一样，癌细胞转移到了左、右肺部。年底很忙，我不断咳嗽，呼吸困难，走几步都会气喘。抱着"还是去检查一下"的心情去了呼吸科，结果发现病情危急。多处出现了转移，两肺的淋巴管内已经布满了癌细胞。病名为"癌性淋巴管炎"[20]。

当时的第一个反应是，这恐怕是我最后一个新年了。下一个瞬间我又强烈意识到，我还不想死。

从那天开始，我决心冷静地面对死亡。如何迎来最后的时刻？如何与朋友以及周围的人相处？最关键的是，该如何告诉家人？工作上的事情又该怎么办？让自己的心情平静下来是第一位的。种种念头在脑海中久久不散，当时真想静静地从这个世界上消失。

关于墓地？关于遗像？该向家人交代的一件件事情……插着输氧管躺在病床上一点一点考虑这些事情的过

程中，心情不可思议地开始平静下来。

【对医疗沙龙的特殊感情】

来参加埼玉县的癌症哲学门诊的人中，有癌症患者、家属、医务人员、志愿者等各种各样的人。作为癌症患者，我有着对家人难以开口的苦恼。我不想在他们面前展现自己软弱的一面，不想在他们面前哭，因为不想让他们为我担心。在癌症哲学门诊中，当我听到其他患者家属谈他们的体会时，我意识到一些以前从未意识到的心理。在这里，从某种意义上说，大家都是陌生人，反而可以毫无顾忌地倾诉，可以冷静客观地倾听。这种每个人可以站在不同角度自由谈话的场所非常宝贵。

通过和其他患者的交谈，我开始意识到自己情绪上有些偏执。正因为同样是癌症患者，所以比较容易沟通。健康的人说的某句话可能会刺伤我，但病友说出来就比较容易接受。在这里我慢慢地开始整理自己的情绪。

在癌症哲学门诊，时间总是缓慢地流逝。真心希望这样的场所能在全国各地展开，让更多的患者都有机会参加。

【支撑我的东西】

虽然我还处于治疗期间，每天的病情都很严峻，但我希望给自己一些目标和乐趣。50 岁时被诊断为乳腺癌，做完手术两个月后，我决心挑战从前一直想尝试的萨克斯。以前总是想"等有时间的时候"，"以后还有机会"，直到被诊断为癌症，我才清醒地意识到，人生已经没有下一次机会了。

从决心挑战萨克斯开始，已经好几年过去了。癌症转移之后痛苦的日子一直在持续，而支撑我度过这些艰难日子的事物之一就是萨克斯。现在我参加了团员有 100 人之多的老年管弦乐团。不是在里面做做样子，是真正参加演奏会！

通过自己的经历我深切地体会到，人的一生是靠身边众多的人来支持的。我最大的幸运是，在这十年中遇到了很多的病友，遇到了不论何时都像亲人一样为我着想的主治医生。

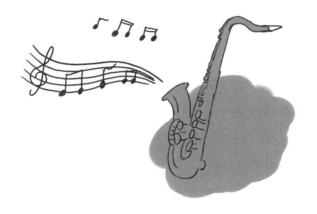

母亲当年没能看到我们几个子女长大成人。现在我迎来了 60 岁生日，正在享受着和儿孙们在一起的天伦之乐。

樋野教授的赠语

人或早或晚总有一死

　　楠女士在癌症开始向肺部转移时，开始冷静思考如何度过人生的最后阶段。很多人被宣布为癌症后感到震惊，倾向于封闭自己，无法向他人敞开心扉。对于这些患者，我对他们说，人或早或晚总有死去的一天。无论如何拥有金钱和地位，人总有一天要离开人世。与其担心死亡何时降临，不如思考什么是死后也会有人继承下去的事情，并在有生之年为之而努力。当这个人去世之后，他一定会活在其他人的心里，而他的人生一定会给其他人带来持续的良好的影响。

"接受"的安宁与勇气

平林薫（城市中的医疗沙龙 in 宇都宫代表，栃木县立癌症中心医生）

【医生成了患者】

"非常遗憾，活检的结果是恶性。"

患者本人在电话中通知主治医生。接着该患者拿着自己的癌组织切片通过显微镜向主治医生和丈夫解释癌组织的病变情况。这是我作为病理医生，自己被诊断为癌症时的亲身经历。

感到右胸不适已经有一段时间。常常自己触摸不适处，自己做检查。5年前的一天，突然触摸到一个有米粒大小的硬块，随即去自己所属的医院乳腺外科就诊。活检的结果是癌症。马上做了乳房全摘除手术，之后又接受化疗和放疗，现在接受激素疗法，并观察病情的进展。我一直坚持以蔬菜和鱼类为主的饮食习惯，而且想当然地认为自己不是得乳腺癌的体质。没想到是我的大意拖延了诊断。

虽然我是病理医生，自己拿着自己的活检标本，自己做诊断，但作为患者的反应和其他人也没有什么不同。知道自己是癌症的当晚，电视上播放的新闻就好像来自另外一个世界，和我毫无关系。似乎所有的事物瞬间都被从我的身边拉走，只剩下我一个人孤单地漂在宇宙中。那是一种强烈的隔绝感，接下来的几天要靠吃安眠药才能入睡。现在回想起来这都是精神受到打击之后的正常反应，但当时被接二连三的坏消息所震慑，无法保持积极的态度。

当时支撑我的除了家人之外，还有手术前一天偶然在报纸上读到的神学家雷茵霍尔德·尼布尔（Reinhold Niebuhr）的祈祷文：

　　上帝，

　　请赐予我安宁，去接受我无力改变的，

　　请赐予我勇气，去改变我能够改变的，

请赐予我智慧，去分辨两者间的区别。[21]

当时的我，联想到自己的处境，把这段话改为"请赐予我安宁和勇气，去接受我无力改变的现实"，并在心里默默祈祷。虽然我不是基督徒，但这段话在我心里引起了强烈的震动。

有时我也会在寺庙里静静地望着树。那些树龄达数百年的古木，在这里默默地见证过多少人的一生。想到自己可能短暂的一生，也是这个无穷多样的世界的生命体中的一个，来过这个世界，又感到有些欣慰。

【成为与医务人员之间的桥梁】

经过一段时间的治疗，我回到了原来的工作岗位上。作为一名诊断癌症的病理医生，同时又是一名癌症患者，我是有着双重身份的医生。我一直在想，作为一名有癌症经验的医生，我能为社会做些什么。

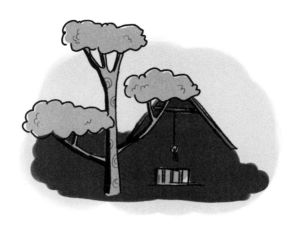

　　在摸索中得知"为生命接力"（Relay for Life，为战胜癌症，24 小时交替在田径场上接力长跑的慈善活动）将首次在枥木县举行，而且发起人是同一家医院的同事，于是便参与了该项活动，并担任了执行委员。活动中我遇到了很多癌症患者和家属，深切地感受到他们有很多烦恼不知向谁去诉说，不知到哪里去寻求专业咨询。当时想到如果有一个能让患者轻松谈话的地方就好了。正巧同一时间，得知樋野教授在东京御茶水举办癌症哲学门诊，马上报名参加了。随后决定在枥木县也创办这样一个"令人心情舒畅的空间"。2013 年，我和其他几位有共同想法的医生朋友，在下野新闻 News Café 的协助下，一起在枥木县宇都宫市开办了"城市中的医疗沙龙"。

在医疗沙龙中，患者可以向志愿来参加的医生、护士、临床心理师、医疗社会福祉师等医务人员讲述自己的病情、治疗中的烦恼以及心理上的障碍。这种开放式的交谈在医院里通常无法顺利进行。同时病友之间也可以互相分享癌症治疗的经验和体会，自发地交换联系方式并成为朋友。

在活动最后的自由发言中，通常能听到患者说，"来参加后感到人精神起来了"，"每次都期待来参加"，等等，我们所有的志愿者也倍受鼓舞。前段时间在参加一位患者的葬礼时，看到家人将一份医疗沙龙的活动介绍安放在棺木中死者的身旁，不禁感慨万千。原来这位患者生前把医疗沙龙当作了"真正属于自己的地方"。

因为患癌，一扇扇门被打开，引领我不断进入新的世界。能拥有这样的经历真是一种幸福，这是癌症给我的礼物，也是我多年来作为病理医生，同时作为癌症患者，被赋予的新的使命。

樋野教授的赠语

实现医疗城的构想！

作为癌症病理医生同时亦患有乳腺癌的平林女士，现在和本地的新闻社合作开设医疗沙龙。这里是患者、家属、医务人员自由交谈的场所。这样的草根活动真正融入社区，值得在全国推广。将来希望能建设医疗城——医疗机构与城市的公共设施、咖啡厅等合作，为更多的患者提供属于自己的场所。

作为护士的角度与作为患者的心情

二上祐子（多摩癌症哲学门诊·医疗沙龙参加者，护士）

【全摘除手术的决断】

我是一家民间综合医院的护士。2006 年左侧乳房上发现了良性肿瘤。之后每年都接受检查，直到有一次发现了新的小肿块。由于乳头有出血现象，医生建议我去做进一步的精密检查。

当时身体状况并不差，但体重一下子下降了 3 公斤。开始以为只是因为工作太忙而变得消瘦。在等待检查结果的日子里，一会儿觉得肯定没问题，一会儿又担心如果是癌症该怎么办，心情非常复杂。医生通知我是癌症的那个瞬间，我反而平静地接受了，心想做手术就会好的。

医生建议我去专门的医院做手术，并给我开了介绍信。当我拿着介绍信去那家医院时，那里的医生表情严肃地对我说："我对你（的生命）无法保证，你还是去其他医院做手术吧。"他的语气沉重，我突然有了绝望的感觉。

当时我想到 17 年前一起共事的一位医生，他后来转到了另外一家医院。我了解他的医术，对他非常信任，随后立即和他取得联系，到他那里就诊。医生记得我，答应为我做手术。那是 2013 年的年底。我平静地过了年，等儿子的中学入学考试[22]也告一段落之后，医生向我解释了手术内容。

"同为医务人员，我建议你做乳房全摘除手术。如果现在保存，要做好癌细胞随时会卷土重来的思想准备。"医生根据我的情况，很坦率地告诉了我实情。但同时也给了我希望——只要做全摘除手术，我就可以继续活下去，并且可以继续工作。我下决心做全摘除，并于 2014 年 2 月接受了手术。住院期间我见到了以前一起工作的护士以及当时还是见习医生的同事，深感自己有幸结识这些朋友。

你 / 不 / 是 / 病 / 人

【度过无悔的时光】

现在我定期去东京多摩市的癌症哲学门诊。契机是在手术一年之后，我感到为了继续生活下去，应该抬头向前看。在这里，我遇到了各种各样的癌症生存者。他们有着不同的经历也有着不同的心境和生活态度，他们中间也有放弃或者暂时中止治疗在家疗养的患者。使我感动的是，我看到即使得了癌症，生活也可以有各种不同的方式。如果有一天即使接受治疗，仍出现复发或者转移，我该怎么办？会选择中止治疗吗？病友的人生态度促使我思考，在今后的生活中到底什么是最重要的。

作为护士，以前每当有患者想出院在家疗养，我都会劝他们留在医院继续治疗，理所当然地认为在医院治疗是患者最好的选择。但现在的我有不同的想法——把剩下的时间留给家人，让患者和家人一起度过一段无悔的时光也许是最重要的。

我会主动告诉患者其实我自己也身患癌症。对那些因为复发或转移而住院的患者，我会对他们说，复发或转移不仅仅会发生在他们身上，也有可能发生在任何癌症患者身上。

在参加癌症哲学门诊的活动后，作为护士我护理过一位癌症患者——一位卡车司机。在病情不断恶化，可能是最后一次离开医院的时候，他突然说要去更新他的驾照。如果是以前，我绝对不会同意，而现在我对他说："去吧！不行的话马上叫救护车回来。"那位卡车司机由于体力原因没能拿到新的驾照，但表情非常平静地回到了医院。对于这位患者来说，这本驾照也许是他活着的一个证明。

目前我正在接受激素疗法，虽然有副作用，但作为护士仍然在医院继续工作。周围的同事接受我作为一名癌症患者的身份，在工作上给予了我很多帮助。从我护理的癌症患者身上，我也获得了巨大的勇气。想到抗癌药物治疗副作用所带来的痛苦，每次接触患者都被他们的坚强和乐观所打动。

作为一名护士，我希望所有的患者都愿意对我敞开心扉，分担痛苦。我也希望，在儿子长大成人之前，能让他看到妈妈努力工作、努力生活的积极态度。

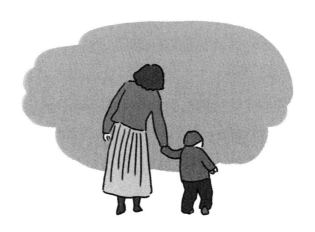

樋野教授的赠语

从负面走向正面

　　二上女士患乳腺癌后在癌症哲学门诊受到了其他患者的鼓励。在护士的岗位上，她把自己的经历转化为对患者的精心护理。正是因为自己是癌症患者，所以她更能理解遭遇同样处境的人的心情。罹患癌症是一种负面的因素，但遇到同样抱有负面因素的他人，可以互相转化为正面的力量。不必在负面的境遇下退缩，把它转化为正面的力量。

你/不/是/病/人

我就在这里！

秋山美奈子（东京都东久留米癌症哲学门诊·医疗沙龙志愿者）

【在焦虑与恐惧中】

从 2010 年 8 月被诊断为癌症以来，已经过去 5 年了。今年的生日是和爱犬一起在入间川河边蹦蹦跳跳的散步中度过的。一年一年变老，从来没有像现在这样快乐。经历过癌症危机的朋友一定明白我在说什么。

多年前的一天，早晨起床突然感到右下腹部有一个肿块。就连我这种没有医学背景的外行都能明显触摸到肿块，于是立即到埼玉县医科大学综合医疗中心就诊。经过一系列的检查，被诊断为卵巢癌。从此我的生活发生了根本的变化。辞掉了在一家商店多年从事的工作，接受了手术。当我从麻醉中醒来时，看到丈夫通红的双眼，突然意识到，因为癌症我已经失去了子宫和卵巢。

手术后我住进了观察室，里面弥漫着不洁物的气味，旁边的病床传来痛苦的呻吟，一夜之间我陷入了深深的焦虑中。焦虑日渐加剧，我又开始看精神科医生。当时的我，生活在对死亡的恐惧中。

接着6个月的化疗开始了，连头发也掉光了。我几乎生活在一个完全封闭的状态中，不愿走出家门。幸运的是，我的癌症属于早期发现早期治疗（5年生存率接近90%）。到2011年3月接受完最后一次的抗癌药物治疗时，心情已基本恢复，正期盼着春天的到来。但紧接着东日本大地震发生了，我的故乡福岛成了核辐射灾区。每天看着电视报道，我再一次意识到生命的脆弱，思考着如何度过现有的每一天。

春天来了。我骄傲地顶着光头，开始行动起来。参加了市里面向初级登山者的系列活动，在关东[23]各地到处登山。开始养狗，实现了以前觉得不太可能实现的愿望。陪父母去欧洲和美国旅行，还在家里接待从海外来的留学生。就这样我充实地过着每一天，直到2014年8月，连医生都说："你可以完全忘了曾经得过癌症！"

但是没想到，当年秋天，癌症复发了。没能等到新年装饰门院，我于年底做了肿瘤切除手术。这次做的是病灶的全面切除，癌症的复发让我又一次不得不面对死亡。在 8 人病房病友们日夜的哭泣声中，我又陷入了无尽的焦虑之中。

【我也能发挥作用】

有一天，姐姐兴奋地告诉我："附近有癌症哲学门诊！"她是在月刊《信徒之友》的连载文章中得知这一消息的，文中记载了与癌症共生的患者的故事。就像抓住了救命稻草一样，我去癌症哲学门诊见到了樋野教授，边流泪边讲诉了内心的痛苦。教授对我说："你不能一个人待在家里，来医疗沙龙做义工吧。"对于每天生活在死亡阴影中的我来说，教授的话完全出乎意料，让我吓了一跳。

两周后我去了东久留米的癌症哲学门诊。当时治疗方案还没有最后确定，心情十分焦虑。那天正好有一位从美国来的客人，因为我年轻时曾在加拿大留学，便被拉去做翻译。每天像是背着棺材生活的我，面对哲学门诊的工作人员向我再三道谢，有些不知所措。像我这样随时可能会死的人还能对他人有些价值，我马上兴奋地把这件事告诉了姐姐！现在想起来，那正是我体会到樋野教授所说的"得病，但不是病人"的瞬间。

在医疗沙龙，不论病情、年龄、性别、职业、宗教，各种各样的人聚在一起，大家一起喝茶，畅所欲言，度过了一段难忘的时光。在这里会看到很多不像是病人的表情。无论怎样值得信赖的医生，患者也会有不知如何启齿的话题；无论怎样亲近的朋友，如果没有患癌的经历，总会有些不知从何说起的体会。而这些都可以在医疗沙龙里畅所欲言。

我很喜欢樋野教授问我的一个问题："现在你在哪里？"我很想马上回答他："我就在这里！"

今年48岁的我，经历过不孕治疗、流产，又得了癌症，人生对我来说不是一条平坦的道路。因为有大家的支持，我遇到了很多优秀的人，得到他们的帮助和支持，让我有了继续生活下去的勇气。我不知道还能活多久，但就像樋野教授说的那样"说不清的事情就让它说不清"，我只希望能活出自己，带着透彻的领悟继续生活到底。

我生，直到死。

樋野教授的赠语

说不清的事情就让它说不清

秋山女士的癌症曾一度被认为已基本治愈，但又出乎意料地复发了。她现在作为癌症哲学门诊·医疗沙龙的志愿者积极努力地工作。支持她的信条是"说不清的事情就让它说不清"。癌症的 5 年预期生存率是一个概率上的统计数据。与其为这个数字一喜一忧，不如珍惜与家人和朋友一起度过的时光，努力做一些自己力所能及的事情。接受"说不清的事情"也是意志力的表现，同时也是人生的智慧。

反省走过的人生

穗积修司（癌症哲学门诊·医疗沙龙in播磨代表，牧师）

【生命的极限】

我是兵库县的一名牧师，在差3天就要到67岁的2012年9月29日，因为盲肠炎住进了医院。手术后，主治医生说，引起炎症的部分组织中发现了恶性肿瘤，需要再次手术切除大肠的一部分。现在回想起来，这就是我的癌症告知。因为已经准备出院，听到医生的诊断有些意外。虽然有些消沉，但没有意识到事情的严重性。随后又进行了一系列精密检查，结果发现癌细胞已经转移至肝脏。手术内容包括，切除部分大肠和肝脏，以及胆囊。没想到病情已经发展到这个地步，感到难以接受。

术后二十多天出院，出院前主治医生向我解释了病情。我得的癌症是"盲肠癌并发肝转移"，4期，5年预期生存率为20%—35%。听完之后，立刻意识到病情很严重。

在服用抗癌药物的一年中，我每三周去一次医院，后来每六周去一次，每次都会接受各种检查看是否复发。手术后已经三年了，到现在病情稳定，但每次去医院做定期检查时都会担心被查出复发。特别是身体某个部位出现疼痛，或者整体状况不好的时候会更加担心。每次听到没有复发的检查结果时，第一反应就是，到下次检查为止又能活六个星期。如此反反复复，我突然意识到——生命是有极限的。第一件想到的事情是清理物品，下决心扔掉了所有不需要的东西。

即使是 4 期（晚期），其实我也没有极度地焦虑和消沉。主要是因为抗癌药物的副作用较小，另外作为牧师，我每周都有义务在教堂里宣教。在准备的过程中，我发现自己比以前更能理解《圣经》中的一些箴言，也因此而倍受鼓舞。当然教会的朋友和其他牧师也给了我极大的支持。痛苦的时候，在大家的面前宣讲教义，自己也能轻松很多。我深切感受到，人是一种无法孤立生活的存在。

【因病而有所得】

自从得癌症以来，对相关报道也开始关心起来。每次都饶有兴趣地阅读月刊《信徒之友》的连载——"与癌症共生"，连载中有关于樋野教授的介绍和患者与癌症共生的经历。通过连载，我也了解到教授开展的癌症哲学门诊·医疗沙龙，希望在自己所在的兵库县播磨地区也能发起组织该项活动。

我首先参加了 2015 年 6 月在大阪的生野区举办的 Elisabeth 医疗沙龙（由钢琴沙龙 Elisabeth 主办）。虽然只是十几个人的小型聚会，但樋野教授还是远道而来，大家一起度过了一段非常愉快而有意义的时光。当我向教授提出在所在的地区发起开展癌症哲学门诊的想法时，教授欣然同意，并表示"一定支持"。在得到所属教会的认可后，我开办了"癌症哲学门诊·医疗沙龙 in 播磨"。教会的同仁也作为主办者或活动的参加者积极参与其中。

通过阅读樋野教授的著作，我对癌症的认识发生了转变。不再对癌症充满恐惧，更多的是获得了勇气。教授在著作中介绍说，"癌症哲学"就是通过癌症反思自己的人生和思考社会。患癌之后，我明白了一个看似简单的道理——"人的生命是有极限的"，也希望以此为契机反思自己走过的整个人生。

如果没得癌症，我不会想到要去改变自己的人生。这样想来，罹患癌症的经历也可以说是上帝给我的一个礼物。当然仅凭一人去面对癌症是困难的，所以医疗沙龙愈发显得弥足珍贵。同为癌症患者的病友以及家人聚在一起边喝茶边轻松地聊天，分享彼此的经历和体会。到目前为止，我已经主持过五次癌症哲学门诊·医疗沙龙。原本希望通过提供这个谈话的场所使更多的癌症患者受益，但发现最终被帮助、被支持的其实是我自己。今后希望继续把癌症哲学门诊·医疗沙龙在此地开展下去。

樋野教授的赠语

让教会成为众人之仆

作为牧师的穗积先生在日夜忙碌之中被诊断为癌症。现在他在教会中开展癌症哲学门诊·医疗沙龙的活动。对于他的辛勤付出，我感慨万分。面对众人的烦恼，教会的神职人员通常会说："让我们祈祷吧。"但癌症患者需要的是一个真正能轻松谈话的场所。现在全国各地的教会陆续开始举办癌症哲学门诊·医疗沙龙。也许这正体现了《圣经》上所说的让教会成为"你们的仆人"[24]的精神。

灵魂的呼唤

高野圆昭（日本浸信会教会联合南樱井教会牧师）

我是以动画片《蜡笔小新》而出名的埼玉县春日部市的一所规模很小的教会的牧师。被诊断为直肠癌是 2009 年的事。前段时间复查时未发现复发或转移，总算松了一口气。但是癌症治疗除了复发、转移之外还有很多问题。现在我每周仍要接受一次一小时左右的治疗，每天与病痛相伴。

【痛苦中也有所得】

癌症已经进入可治愈的时代，癌症生存者也越来越多。每个人都有各自不同的体验，以下记述的只是我个人的经历。

在癌症发病初期，我在日记中记录下了当时的感受。

2009 年 9 月 6 日

检查的结果为直肠癌。很奇怪，反而有些高兴，好像获得了研究生死学的机会，也是对研究所谓"灵魂"的感谢（当时我在读硕士，研究的课题正是"生死学"，着重研究人在面对死亡时灵魂的苦痛与呐喊）。作为牧师，我也多次谈及死亡。而自己将如何接受可能死亡的事实？如何去死？如果可能，我希望能像自己在讲坛上描述的那样去迎接死亡。

2009 年 10 月 13 日（手术前日）

如果说没有不安，那是骗人的。自己怎么会得癌症？有时为此感到愤怒。约伯[25]在突然遭遇不幸时，不知道神的苦心，曾与神争论。但我不会就"自己为什么会得癌"与神争论，我相信神有我不知道的苦心。

2009 年 10 月 23 日（术后第 9 天）

很疼！很痛苦！手术后直到今天才能开始写日

记。这两天发现了一件不可思议的事情。癌症病友间互相谈论病情，但没有人开口谈自己被诊断为癌症时的心情，也没有人谈被送去手术室时的心情。在睡不着的清晨四五点钟，在休息室总会看到有人孤单地坐在那里。上去搭个话，便会泪流满面地开始诉说。有的患者被医生宣布预期生存时间只有两三个月却无人可说，恐惧不安却只能独自一人承受。问候一声，对方就像决堤一般开始倾诉，走过的人生，美好的事情，痛苦的事情，失败，遗憾，等等。我倾听着他们的诉说，同时感谢他们允许我聆听面对死亡时的灵魂的呼唤。

以上是我当时的心境。实际上，除了直肠手术之外，我在2013年2月又因为主动脉夹层分离接受了紧急手术，总算保住了性命。虽然心怀感恩，但面对每天的疼痛与苦难，有时会一个人失声痛哭。从不在妻子面前落泪的我，手术后会在她面前哭泣，两人有时甚至抱头痛哭。尽管如此，我也相信，患病是神让我感受恩惠的一个机会。

【尝试癌症哲学门诊】

　　紧急手术后出院不久，妻子突然说想邀请樋野先生来主持癌症哲学门诊。毫不知情的我开始时感到很吃惊，但很快对先生在著作《致与癌症共同生活的人们》中的话语产生了共鸣。"癌症医疗在对患者的心理陪伴与支持方面非常不足……患者渴望得到心理上的支持……能够深入到患者心灵深处的不是医学，不是心理学，而是哲学。"

　　我的心也在呼唤。我是一名癌症患者，同时也倾听过其他患者的倾诉。我深切地懂得患者渴望的是心灵的安慰，我称其为"对灵魂之呼唤的回应"。2013 年 4 月，我所在的教会举办了癌症哲学门诊·医疗沙龙。现在每月定期举办"樋野兴夫周日患者学校兼《癌症哲学》读书会"，每两三个月请樋野先生来登台演讲。

　　这里聚集了癌症患者、患者家属、死者家属以及支持

癌症患者的社会各界人士。我们为大家提供一个可以诉说
"心灵"的地方，站在患者的角度，同时也以牧师的身份
面对患者对于死亡的恐惧，倾听他们的烦恼。关怀他人的
心灵是神赋予我的使命，我现在每天都在思考如何与患者
及其家属共同分享心灵的安慰。

樋野教授的赠语

为患者提供心灵的安慰

高野先生通过自己的住院经历，了解到患者渴望一
个"可以说话的场所"。他不顾自己病重的身体，主动
与患者交谈。即使是卧床不起的病人也有能为他人做的
事情。他打开教会的门为其他癌症患者提供了一个可以
真正倾心交谈的场所。整个过程是高野先生多年研究生
死学、关怀他人心灵的自然所至，令人感动不已。

对沟通重要性的重新认识

高桥直美（交流沙龙创办者）

1956 年我出生在东京新宿区，从中学开始在埼玉县生活。婚后每隔四五年搬一次家，往返于国内外，先后生下四个子女。第四个孩子在三重县出生，53 天后不幸夭折。

孩子的突然去世让我认识到了生命的脆弱与可贵。我期望与家人和朋友建立深厚的、无怨无悔的人际关系。由于经常搬家转学，孩子们小时候在学校曾遭遇过欺凌，并有过拒绝上学的经历。我也深切认识到为人父母不只是个人行为，也是一种社会工作，并学习了"父母能力训练"课程 [28]。2003 年本着传授建立良好人际关系技能的初衷，我加入了父母能力训练协会并成为讲师，致力于传授富有成效的沟通方法。

我开设的讲座涉及家庭、儿童教育、看护以及老人护理等各种场景的沟通，此外，我还参加了在公共场所举办的演讲会以及公司内部的员工培训。2006 年搬家到东京池袋后，我又一边飞往中国以及熊本县探望单身在外常驻的丈夫，一边照顾孙子，健康积极地生活着。

2012 年 1 月，生活发生了剧变。在每年例行的体检时被通知需要做进一步的精密检查。内视镜检查的结果——胃癌。医生很平淡地说："是胃癌。全摘除。不错，及时发现了！"我惊讶得一句话都说不出来。本以为告知癌症应该是件更严肃的事情。然而静下来想一想，也许是因为属于早期发现，医生认为能够治愈，所以才如此轻描淡写。

从提取癌细胞组织进行活检到诊断结果出来的几天中，我害怕自己会死，一直泪流不止。自问家里没有癌症遗传史，平时也很注意饮食，为什么会得胃癌？！

后来医生介绍我到一家有丰富的胃部手术经验的医院。3 月份为了做胃部全摘除手术，我住进了医院的一个四人病房。在那儿，我认识了一位从石卷市[29]来的，预期同一天做手术的病友，谈得非常投机。她问我为什么这么乐观？我一边看着窗外的夜景，一边告诉她：我是基督徒，我相信有希望去天国，也相信有获救的可能。她也向我讲述了她一家在地震、海啸中的受灾经历。手术的前一天，我以前所属教会的牧师前来探望，并为我们做了祷告。手术当天，我握着同屋另外两位病友的手，祷告之后，被送进了手术室。"你不要害怕，因为我与你同在；不要惊惶，因为我是你的神。"[30] "不可忘记他的一切恩惠。"[31] 我当时牢记着《圣经》上的这些话。

手术后，癌细胞又转移到了淋巴系统。现在每天在家服用抗癌药物，改善饮食、运动与睡眠，在家人以及周围朋友的支持和帮助下生活着。

【 沟通的重要性 】

第一次接触到癌症哲学门诊·医疗沙龙是在手术前与丈夫前往 OCC 举行的一次星期五的集会上。从那以后，我邀请其他病友以及家人每月前往参加。

在医疗沙龙中，大家异口同声地谈到沟通的重要性以及所遇到的困难。很多患者被医护人员，甚至家人或朋友的话语刺伤，很多家人不知该如何与患者相处。以我个人的经历而言，一次手术后我对护士说："脚上的被子太重了，能换一床吗?"她却冷淡地回答："这不归我管。"另外，有时经过长时间的等待，能与医生交谈的时间却只有 5 分钟，感觉自己不受重视，甚至失去了继续治疗的勇气。我相信，为了预防因沟通不足而导致的精神状态的恶化，那些陪伴在患者左右的人应首先提高自身的对话能力，能正确地表达自己的感受。

我在 OCC 的 4 层开设了交流沙龙以及读书会。交流沙龙为学习如何倾听对方的烦恼、如何表达自己的感受提供了一个体验场所。现在虽不断更换地点，但活动仍在开展中。读书会是一起朗读有关沟通方面的书籍，边喝茶边交流阅读之后的感悟的活动。有很多对基督教以及对沟通感兴趣的朋友定期前来参加，我也深感在东京的中心地区开展这些活动的意义。所属的教会也开始运营癌症哲学门诊，每次都有新的朋友参加，一起读书、祈祷，一起度过一段平静的时光。通过这些活动，我深切感受到当前的社会迫切需要有人推动心灵的交流，为大家带来所需要的精神安慰。

从第四个孩子夭折时起，《圣经》中的箴言就常常支撑着我。"我的恩典够你用的，因为我的能力是在人的软弱上显得完全。"[32]"神是信实的，必不叫你们受试探过于所能受的。在受试探的时候，总要给你们开一条出路，叫你们能忍受得住。"[33]……因为患癌使我认识到，陪伴身处困境的人，与他们共同度过一段时光，并向更多的人传授沟通的技能，是我的使命。与其叹息因为患癌而失去的东西，不如把目光转向所得到的东西。心怀感激与使命感，以"得病，但不是病人"的人生态度继续生活下去。

樋野教授的赠语

完成被赋予的使命

很多人都感到沟通越来越困难。遭遇痛苦经历时，人倾向于封闭自己甚至自暴自弃。很多家人对于患者罹患癌症这一事实也难以接受。高桥女士懂得沟通的重要性，并用实际行动去帮助他人。她所做的正是癌症哲学门诊所提倡的"伟大的多管闲事"。

与老相伴，与癌牵手

丰田敬二（东京御茶水医疗沙龙参加者，退休老人）

【突然降临】

"大肠有一个状况不太好的部位。"

"不会是癌吧?"

"可能性很大。马上去大医院做精密检查吧!"

2013 年 6 月，在定期做检查的诊所接受大肠内视镜检查时，医生对着显示屏上的画面边确认边说着。这难道就是癌症的宣判?！没有切实的感受，不像是真的。大肠内视镜检查是一般的体检项目，医生说我还没有做过这种检查，建议做一次而已，没想到发现了癌症。第二天去大医院做了精密检查，医生说已经开始有肠梗阻的初期症状，需马上住院。第二天就做了手术，还没来得及反应，我已经成了一名住院患者。

从中学接受盲肠手术，一直到 68 岁都没有得过什么病，得病好像是别人的事情。突然之间自己成了一名癌症患者，要与癌症共同生活下去。幸好手术很成功，主治医生说："出院后继续接受术后辅助化疗（抗癌药物治疗）吧。"我很痛快地回答："好！明白了!"当时完全不知道抗癌药物治疗的恐怖，出院时非常兴奋。

从第二天起我开始口服抗癌药。六周之后开始出现副作用，食欲不振、全身疲倦、流鼻血、口腔发炎，之后是手足综合征（手脚指甲破裂，手掌和脚底出现像烫伤一样的水泡），后来发展到无法自如行动。终于难以忍耐，和主治医生商量暂时中断了药物使用。也试着换过别的药，但都没有明显改善。由于抗癌药物的副作用实在太强，我下决心停止用药，准备接受任何后果（最极端的情况就是死亡）。就这样，服药六个月之后，我停止了抗癌药物治疗。

随后我每两个月接受一次血液检查，每六个月接受一次 CT 检查，每年接受一次大肠内视镜检查，直到现在。没有药物的副作用，也没有进食的限制，感觉又找回了自由。

在此期间我也和其他患者一样在网上疯狂收集有关癌症的知识，开始阅读各种有关癌症的书籍。在这个信息泛滥的世界上，每天面对如此庞大的信息量，可我仍然独自痛苦着。到底该怎么办？自问自答的日子在一天天持续。咳痰、喉咙痛，即使是这些最细微的症状都会令我感到不安，随时想到是不是复发，是不是转移。原来癌症治疗的后遗症是不安和恐惧。不知道这种状况要持续多久。与抗癌药物的副作用不同，不安在心里一天天膨胀。不管是谁，能不能听我说说话！能不能接纳我的情绪！我在心里呼喊。

【去夏威夷看"岚"[12]的现场音乐会】

有一天看到一则新闻：在（石川县）金泽大学附属医院举行了癌症哲学门诊。当时很惊讶会有这样的活动。通过网上的查询得知该活动已经在全国各地开展，于是决定参加在御茶水 OCC 举办的医疗沙龙。在会场看到参加者被分成若干个小组，大家都在愉快地交谈，到处可见笑容。樋野教授说："尽管大家得了癌症，但不是病人，还是原来的那个自己，完全没有变化。"教授的话触动了我，患病后我已经完完全全地变成了一个"病人"的状态，忘记了原来的那个自己。一下子我感到自己醒了过来。

退休之后，我曾热衷于打网球。被诊断为癌症之后不要说打球，甚至很少和他人接触，处于一种封闭的状态。参加完癌症哲学门诊之后，我开始慢慢找回那个有行动能力的自己。正好喜欢的乐队"岚"将在夏威夷举办 15 周年的纪念音乐会，便立即飞往火奴鲁鲁，真正享受了一场音乐盛宴！

由于心情的转变，迷惑与苦恼都得到了缓解，这是参加医疗沙龙最大的收获。生活不再只是负面的内容，开始学习新的东西并取得进步。同时我也认识到，自己是何等

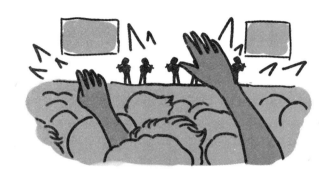

幸运，身边有主治医生、护士、病友，有樋野教授和其他医疗沙龙的朋友，还有我的家人。

癌症不会从我身体里消失，我将终生与癌症一起生活。我已不再期望将癌症赶出自己的身体，只希望它不要在体内失去控制，使我和癌症能平安无事地相处。"与老相伴，与癌牵手"是我现在的心境。

樋野教授的赠语

把不安暂时放下

很多患者能够从病痛中挣脱出来，重新找回原来的自己。"得病，但不是病人。"对从"病人"状态中挣脱出来的丰田先生来说，时针重新开始了转动。他成功地降低了癌症在生活中的优先程度。癌症及其所带来的烦恼都是无法根本解决的问题，但可以得到缓解。这也是我开办癌症哲学门诊，支持患者的目的之一。

译注

[1]　均为 NHK 重点栏目，拥有大量观众。

[2]　日本纪实文学作家、社会评论家。曾著有多部有关航空事故、医疗事故、灾难以及战争的著作，并曾获非小说类文学大奖。1995 年其儿子因精神疾病自杀后，出版《自我牺牲 我的儿子——脑死的 11 日》，开始关注精神健康以及末期医疗。

[3]　姑息治疗，亦称缓和治疗。根据世界卫生组织的定义，"姑息治疗能够提高那些面临危及生命疾病造成的问题的（成人和儿童）患者及其家人的生活质量。通过早期识别、正确评估和处理疼痛等身体、社会心理或精神问题，可以预防并减轻痛苦"（http://www.who.int/mediacentre/factsheets/fs402/zh/）。

[4]　肿瘤转移至淋巴结超过 4 处，靠手术完全清除的可能性小，有很高的复发率以及向其他器官转移的可能。

[5]　日文书名为がん哲学外来の話（小学馆，2008 年）。

[6]　滤胞性淋巴瘤，恶性淋巴瘤的一种。多数病人早期无特别自觉症状，发现时多已进入 3 期或 4 期，并已转移至骨髓。

[7]　硬纤维瘤（desmoid tumor）介于良性肿瘤与恶性肿瘤之间，是一种交界性肿瘤。手术切除后容易复发。反复手术刺激可

能引起硬纤维瘤的恶变。

[8] 一种民间颁发的证书。授予通过培训，了解温泉历史、不同温泉的化学元素含量及其对身体机能改善等疗效的人士。

[9] 弥漫性大 B 细胞淋巴瘤（Diffuse Large B-cell Lymphom, DLBCL）是恶性淋巴瘤中发病最多的一类，占非霍奇金淋巴瘤的 30% 左右。瘤细胞核至少 2 倍于正常淋巴细胞核或大于巨噬细胞核。

[10] R-CHOP 疗法，一种治疗恶性淋巴瘤的标准方案：

R（Rituximab），利妥昔单抗；

C（Cyclophosphamide），环磷酰胺；

H（Doxorubicin Hydrochloride（Hydroxydaunomycin）），多柔比星；

O（Vincristine Sulfate（Oncovin）），长春新碱；

P（Prednisone），泼尼松。

[11] 此处患者接受的是以三个星期为一个周期的治疗。通常前两周副作用明显，接下来的一周患者要调理身体准备接受下一轮治疗。

[12] 1999 年组成的偶像乐队。由大野智、樱井翔、相叶雅纪、

二宫和也、松本润五人组成。

[13]　此证书由樋野教授发明，授予积极乐观热心帮助他人的癌症患者以及参与医疗沙龙的人员。

[14]　此处的射频消融（Radiofrequency Ablation）是一种肝癌微创治疗方法，借助于超声等影像技术引导将射频电极针直接插入肿瘤内，通过射频能量使病灶局部组织产生高温，最终使肿瘤凝固坏死。

[15]　间质性肺炎是以弥漫性肺实质、肺泡炎和间质纤维化为病理基本改变，以呼吸困难、X 射线胸片呈弥漫阴影、限制性通气障碍、弥散功能降低和低氧血症为临床表现的不同类疾病群构成的临床病理实体的总称。

[16]　引自《圣经·箴言》15：15。

[17]　乳腺佩吉特病是一种特殊类型的乳腺癌，又名湿疹样乳腺癌。

[18]　口咽癌是发生于软腭、腭扁桃体、舌根、咽后壁等部位的恶性肿瘤。口咽癌多发于 50—70 岁的男性，早期症状轻微，易被忽略，常见症状为咽部不适、异物感。

[19]　指东京都以南，神奈川县相模湾沿岸一带。古都镰仓即位于湘南地区。

[20] 癌性淋巴管炎是肺转移性癌的一种，系指肿瘤组织沿淋巴管生长、蔓延，淋巴管内充满肿瘤细胞，淋巴管周围纤维组织增生，病变从肺门向外周扩散。临床常有呼吸困难和气促等症状。

[21] 尼布尔祈祷文中流传广泛的版本为（前段）：

God, grant me the serenity to accept the things I cannot change,

Courage to change the things I can,

And wisdom to know the difference.

[22] 日本新学年从 4 月份开始。升学考试一般在 1 月份和 2 月份。

[23] 关东地区指日本本州中部濒临太平洋的地区。以东京都为中心，包括茨城县、栃木县、群马县、埼玉县、千叶县、东京都和神奈川县。

[24] 引自《圣经·马太福音》20：27。

[25] 约伯是《圣经》中的人物，是上帝忠实的仆人，以虔诚和忍耐著称。

[26] 父母能力训练（Parent Effectiveness Training），美国临床心理学家托马斯·戈登（Thomas Gordon）提倡的聆听方法、看问题的视角以及解决对立矛盾的方法的训练课程。

[27] 宫城县海滨城市，2011 年东日本大地震以及海啸的重灾区。

[28]　引自《圣经·以赛亚书》41：10。

[29]　引自《圣经·诗篇》103：2。

[30]　引自《圣经·哥林多后书》12：9。

[31]　引自《圣经·哥林多前书》10：13。

后 记

"哭有时，笑有时，哀伤有时，起舞有时。"[1]

人在感到绝望的时候，仍然是"被人生所期待"的存在。这一感悟的瞬间，便是真正活出自己的起点。

就像南原繁接触到内村鉴三、新渡户稻造并深受其影响一样，我们的一生中也会遇到"良师"、"益友"、"好书"。这些遇见就像一把折扇的扇钉，它的意义随着折扇的打开而扩展，影响到 20 年、30 年后的自己。这本书收录的患者的心声就是他们对遇见良师益友的证言。

同样是癌症患者，症状、治疗过程中的副作用以及心理状况千差万别，这与所有人都拥有自己的个性相同。当我与患者对话时，我首先倾听的不仅是他们的病情，还包括家庭情况等。不了解患者所处的身心状况，便无法进行有意义的对话。本书第三章中的各位患者，没有一个人拥有与他人相同的经历，他们的共通之处只有一点——遇见了癌症哲学门诊。有些患者家属非常积极地收集各种有关癌症的信息。这里特别希望患者家属能够理解，这些信息里没有你的亲人，你的亲人就在你的面前，他们在期待着心灵的交流。

本书中介绍的患者只是我进行过对话的患者中极小的一部分。但他们中有几位是在参加癌症哲学门诊之后，自己也作为志愿者参与运营的患者，比如大弥佳寿子女士在（东京都）东村山市发起了医疗沙龙；沼田千贺子女士在神户开办了癌症哲学学校，与所在大学的学生们共同探讨对癌症患者的心理护理；平林薰女士在（栃木县）宇都宫市与当地的新闻社共同开办了医疗沙龙。还有些患者主动发起、开展了各种活动，比如 2011 年患者自发组织了癌症哲学门诊市民学会；2014 年上杉有希女士发起了癌症哲学门诊的护士部门，并担任代表；2015 年"越冬队友会"由患者秋山美奈子女士发起组成。

病情千差万别的患者，在各自的位置上，发挥着自己的作用，践行着自己的使命。荆棘丛生的道路上也会有自己能做到的事情。他们在身体力行地实践"得病，但不是病人"的生活方式。直到生命的最后一刻，人还有可能为他人做些什么，人还可以拥有价值和尊严。

1860 年，因交换《日美友好通商条约》[2]批准书而访美的日本遣美使节团行进在纽约的百老汇大道上。美国诗人沃尔特·惠特曼[3]以"深邃的思考、真挚的灵魂、闪亮的目光"来形容对使节团成员的印象。另外，我所尊敬的内村鉴三先生在谈到阳明学者中江藤树[4]时有如下的描述："之为学者，因为德而不是识。无论学识如何优秀，欠缺道德的人不是学者。只有学识的人只是一个普通人。""对待每一个人，需要面对面，灵魂对灵魂。"（《具有代表性的日本人》）这难道不是现今时代对学者的要求吗？

在开展癌症哲学门诊的对话中，我希望这种以诚相待的精神能够得到发扬。新渡户先生曾说："目标需高远，但到达之路可以随机应变。"癌症哲学门诊致力于消除医患之间的隔阂。我们才刚刚起步，今后也将继续采取灵活的形式一步步前行。

樋野兴夫

2016 年 4 月

译注：

[1] 引自《圣经·传道书》3：4。

[2] 《日美友好通商条约》为 1858 年于日美间签订的通商条约。
1860 年，日本遣送特使赴美交换批准书文本。根据该条约，
日本继下田和函馆之后，开放神奈川、长崎、新潟、兵库、
江户及大阪港口。该条约因 1899 年《日美通商航海条约》的
签订而失效。

[3] 沃尔特·惠特曼（Walt Whitman，1819—1892），美国著名诗
人、人文主义者，代表作品为诗集《草叶集》。

[4] 中江藤树（1608—1648），日本德川时代初期的唯心主义哲学
家，日本阳明学派的创始人。一生著述甚多，主要有《孝经
启蒙》《古本大学全解》《大学解》《中庸解》《中庸续解》《论
语解》等，收于《藤树先生全集》中。

译后记

今年 5 月的一天，也就是本书译文基本完稿的那天，发生了一个小事故。我在楼梯上滑倒了。其实只是摔下了三四级台阶，但因为当时双手拿着东西，摔倒时没有撑地缓冲，而是直直地砸了下去，倒地时只觉脑子"轰"地一声响。本以为休息一下就会好，但紧接着的头晕、恶心却持续了一个星期。站起来就头晕，走几步就出虚汗。医生说摔倒时伤到了颈部的毛细血管，进而影响到了脑部神经。

"头晕"、"恶心"，对于接受放疗或化疗的癌症患者来说，也许只是各种副作用中最常见、最普通的症状。当我翻译本书，在键盘上输入这几个字时，它们只是一些描述患者症状的方块汉字。但当我整日需要卧床，恶心呕吐、完全没有食欲的时候，我开始理解这些最常见的副作用对患者意味着什么。我的症状一个星期就基本消失了，但癌症患者面对的是一轮又一轮的放疗／化疗所带来的痛苦，有些患者甚至看不到希望。

如果没有亲身的体验，我们能够真正理解他人的感受吗？

如果这本书能够成为一个契机，能让读到它的医护人员想一想"我真的理解我的患者吗？"能让读到它的患者想一想"我真的理解家人现在的心情吗？"能让读到它的亲友想一想"我现在做的是患者期望的吗？"或者能让读到它的广大读者想一想"如果有一天我将面对生死，我会怎么办？"作为译者，这便是我莫大的欣慰。

本书在翻译以及出版过程中得到了众多同行、朋友的帮助，在此表示诚挚的感谢。特别感谢苏州市立医院东区消化内科副主任医师闵寒和深圳市精确医疗服务有限公司陶雅婷帮助审核了译文。感谢北京大学肿瘤医院康复科主任医师唐丽丽、北京协和医院老年医学科副主任医师宁晓红、北京协和医学院人文和社会科学学院副教授李飞的热情推荐。感谢北京大学出版社郝小楠编辑为本书付出的心血。这本书是大家共同努力的结晶。

愿这本书能成为一滴水，汇入中国癌症患者心理护理以及缓和医疗发展的江流之中。

颜　燕

2017 年 10 月